国医大师

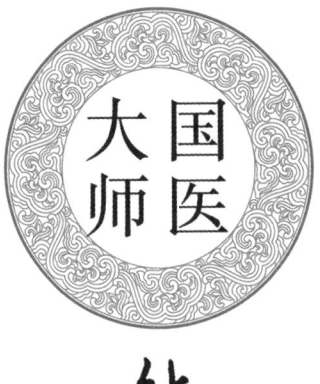

熊继柏手书

中医入门必读小经典

第三辑

《医学三字经》

《濒湖脉学》

（清）陈修园
（明）李时珍 著

湖南科学技术出版社

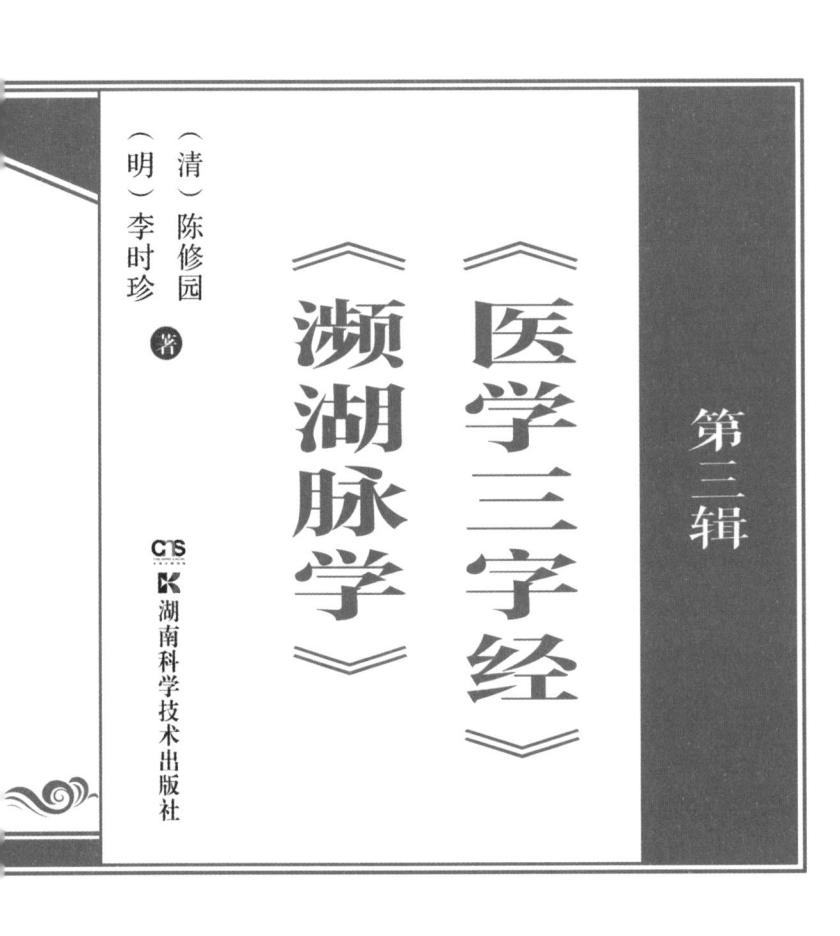

国医大师

熊继柏简介

熊继柏　一九四二年出生，湖南省石门县人。国医大师，湖南中医药大学教授、主任医师、博士生导师，湖南中医药大学第一附属医院学术顾问、终身教授，湖南省保健委员会医疗保健核心专家，中华中医药学会内经学分会顾问，香港浸会大学荣誉教授，上海中医药大学名誉教授。

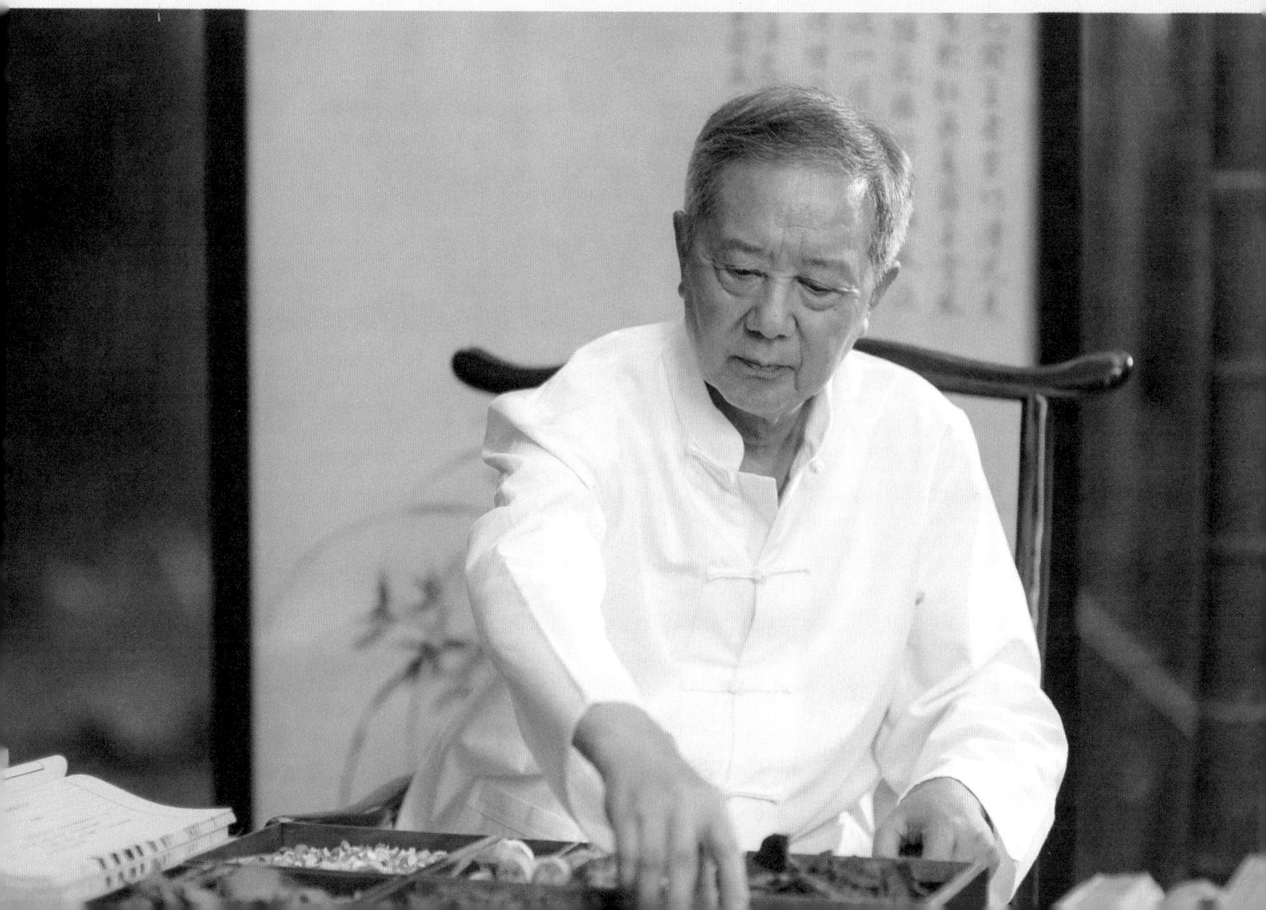

前　言

古之中医传承，必先读五部启蒙之书，即《雷公炮制药性赋》《药性歌括四百味》《汤头歌诀》《医学三字经》《濒湖脉学》，此五部书被誉为中医学入门的小经典。

《雷公炮制药性赋》为金元医家李东垣、明代医家李士材所著，书中对常用中药按药性分寒、热、温、平四类，阐述药物的主要作用，概括精炼，押韵成赋，为中医药学子们入门习诵的必读之书。

《药性歌括四百味》是明代医家龚廷贤所著，此书以四言韵语文体，介绍了四百味常用中药的性味、功能及主治，内容简要，便于记诵。

《汤头歌诀》是清代医家汪昂所著，书中选录中医常用方剂300余首，分为补益、发表、攻里、和解等20类，以七言歌诀形式加以归纳、概括，是一部流传甚广、非常普及的方剂学著作。

《医学三字经》是清代医家陈修园所著，全书以三言歌诀写成，简述医学源流、内科常见病及妇科、儿科病的主要病机、诊断和治疗，言简意赅、通俗易懂，为中医临床必读的启蒙书。

《濒湖脉学》是明代医家李时珍所著，书中阐述了27种脉象的脉形特点及所主病症，以七言诗句写成“体状诗”，便于记诵，是中医脉学最为突出的重要著作。

《抱朴子》云：“欲致其高，必丰其基；欲茂其末，必深其根”。中医药学博大精深，学者必须打牢坚实的理论基础，循序渐进，方能学以致用；中医药学更是中国古代文化的结晶，学者应当具备一定的文化素养，文医通贯，方能领悟至深。本人不揣固陋，不遗余力，近将此五部中医入门的必读之书，用毛笔手书成册，一者引导中医学子们熟读此书，以夯实理论基础；二者以此启发大家练习书法，以提升文化素养。深意所在，望共察之。

此书承蒙湖南科学技术出版社热情为之出版，深表谢意。

[illegible]（时年79岁）

2020年10月1日

目　录

医学三字经

清·陈修园著

熊继柏 二〇一六年十月
于七十五岁书写

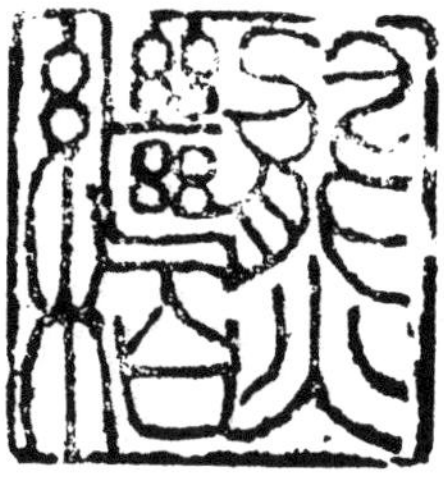

医学源流第一

医之始 本岐黄

灵枢作 素问详

难经出 更洋洋

越汉季　有南阳

六经辨　圣道彰

伤寒著　金匮藏

垂方法　立津梁

李唐后 有千金
外台继 重医林
后作者 渐浸淫
红紫色 郑卫音

迨东垣 重脾胃
温燥行 升清气
虽未醇 亦足贵
若河间 专主火

遵之经　断自我
一二方　奇而妥
丹溪出　罕与俦
阴宜补　阳勿浮

杂病法
四字求
若手和
主攻破
病中良
勿太过
四大家
声名噪

必读书　错名号
明以后　须酌量
详而备　王肯堂
薛氏按　说骑墙

士材说　守其常
景岳出　著新方
石顽续　温补乡
献可论　合二张

诊脉法　濒湖昂
数子者　各一长
揆诸古　亦荒唐
长沙室　尚彷徨

惟韵伯，能宪章；
徐尤著，本喻昌；
大作者，推钱塘；
取法上，得慈航。

中风第二

人百病　首中风
骤然得　八方通
闭与脱　大不同

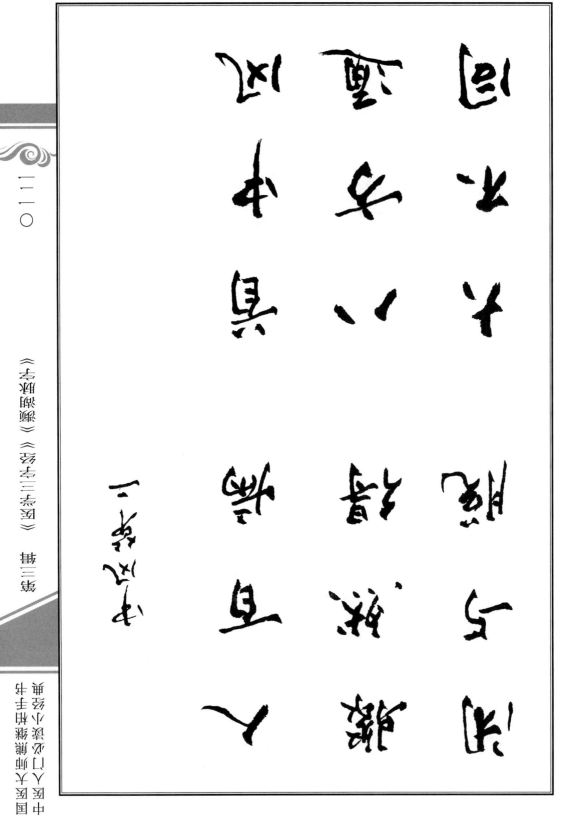

开邪闭 续命雄
固气脱 参附功
顾其名 思其义
若舍风 非其治

火气燎 三子备
不为中 名为类
合而言 小家伎
瘖喝斜 昏仆地

急救先 柔润次
填窍方 宗金匮

虚痨第三

虚痨病 从何起

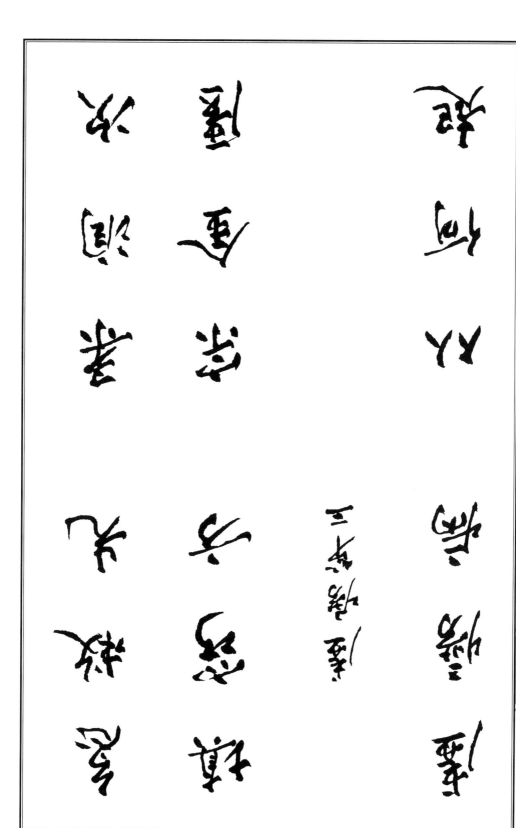

七情伤

上损是

归脾汤

二阳旨

下损由

房帏迩

伤元阳

亏肾水

肾水亏
元阳伤
各医书
甘药调

六味拟
八味使
伎止此
回生理

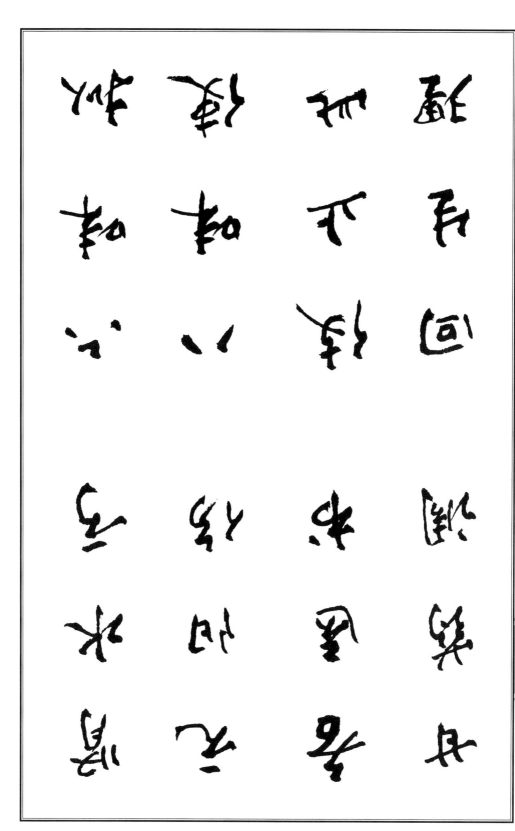

建中汤　金匮轨

薯蓣丸　风气弭

䗪虫丸　干血已

二神方　能起死

咳嗽第四

咳嗽生 气上呛
胃非轻 肺最重
撞则鸣 肺如钟

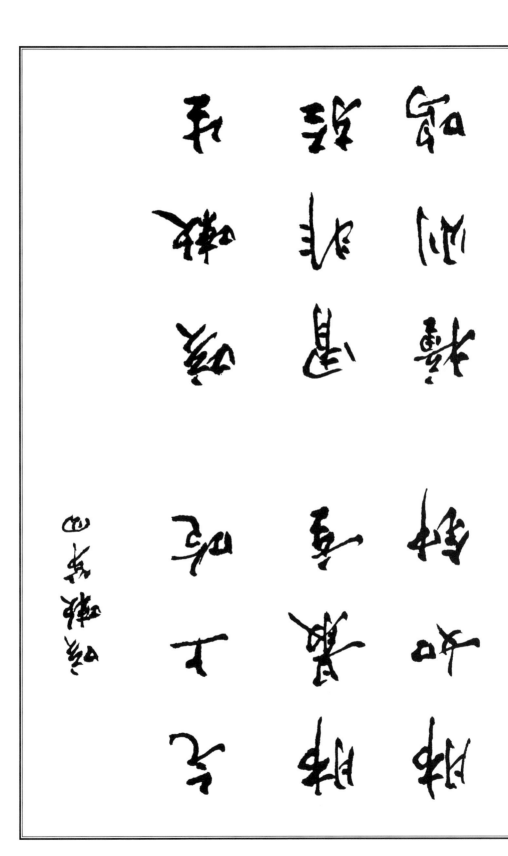

风寒入　外撞鸣
痨损积　内撞鸣
谁治外　六安行
谁治内　虚痨程

扶水气　小龙平
兼郁火　小柴清
姜细味　一齐烹
长沙法　细而精

疟疾第五

疟为病 属少阳
寒与热 若回翔
日一发 亦无伤

三日作，势猖狂。
治之法，小柴方。
热偏盛，加清凉。
寒偏重，加桂姜。

邪气盛　去参良
常山入　力倍强
大虚者　独参汤
单寒牝　理中匡

单热瘅 白虎详

法外法 辨微茫

消阴翳 制阳光

太仆注 慎勿忘

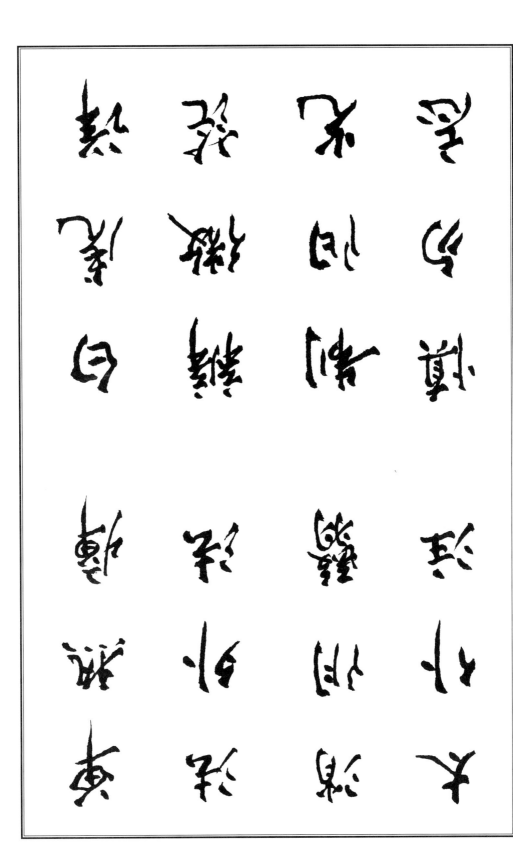

痢疾第六

湿热伤　赤白痢

热胜湿　赤痢渍

湿胜热　白痢坚

调行箴 须切记
芍药汤 热盛饵
平胃加 寒湿试
热不休 死不治

痢门方　皆所忌
桂葛投　鼓邪出
外疏通　内畅遂
嘉言书　独得秘

寓意存　补金匮

心腹痛胸痹第七

心胃痛　有九种
辨虚实　明轻重

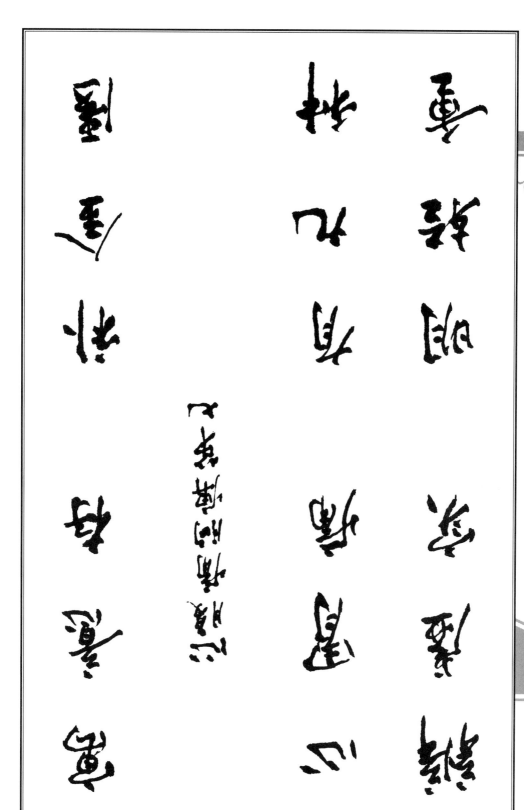

痛不通　气血壅
通不痛　调和奉
一虫痛　乌梅丸
二注痛　苏合研

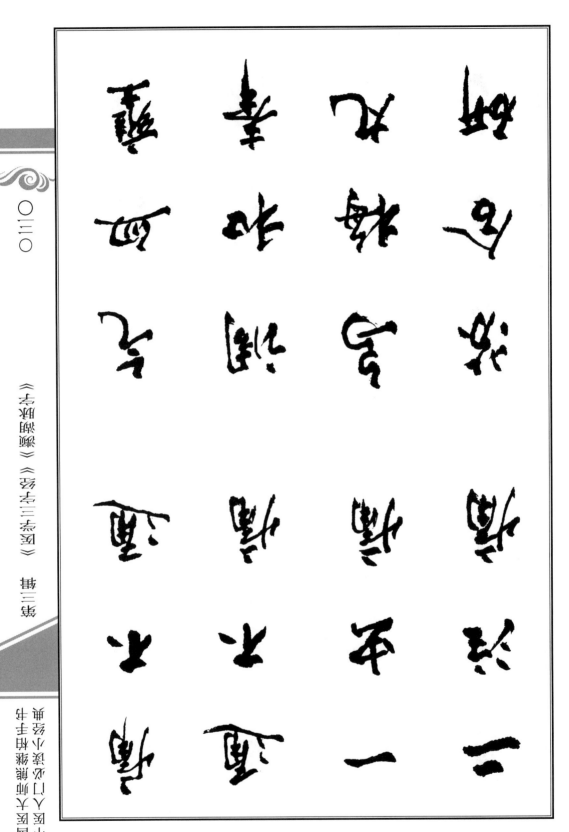

三气痛　香苏专
四血痛　失笑先
五悸痛　妙香诠
六食痛　平胃煎

七饮痛 二陈咽
八冷痛 理中痊
九热痛 金铃痊
腹中痛 照诸篇

金匮法 可回天
诸方论 要拳拳
又胸痹 非偶然
薤白酒 妙转旋

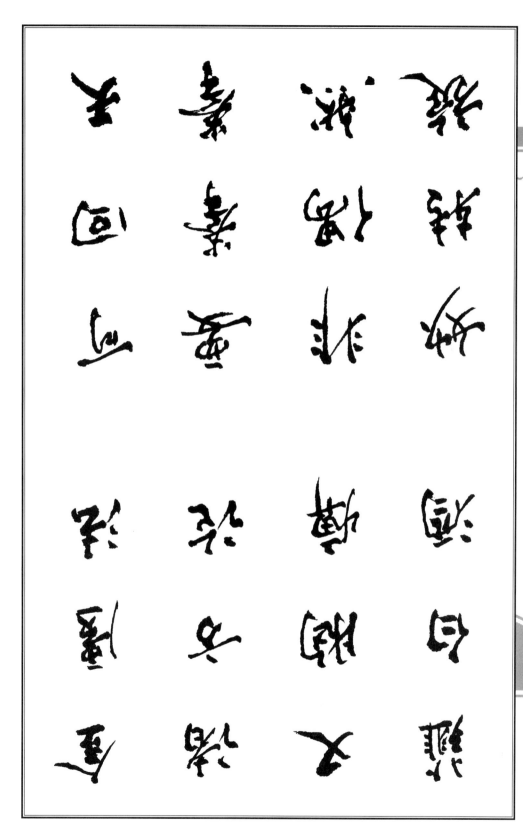

虚寒者 建中填

隔食反胃第八

隔食病 津液干
胃脘闭 谷食难

时贤法 左归餐
胃阴展 贵门宽
启膈饮 理一般
推至理 冲脉干

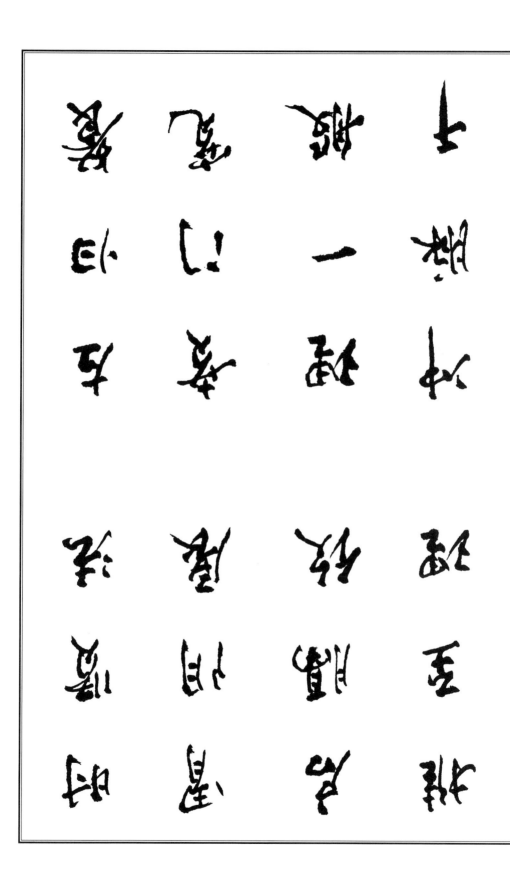

大半夏　加蜜安
金匮秘　仔细看
若反胃　实可叹
朝暮吐　分外看

之火化　属虚寒
吴萸饮　独附丸
六君类　俱神丹

气喘第九

喘促症 治分门
卤莽辈 只贞元
阴霾盛 龙雷奔
实喘者 痰饮援

葶苈饮 十枣汤

青龙辈 撤其藩

虚喘者 补而温

桂苓类 肾气论

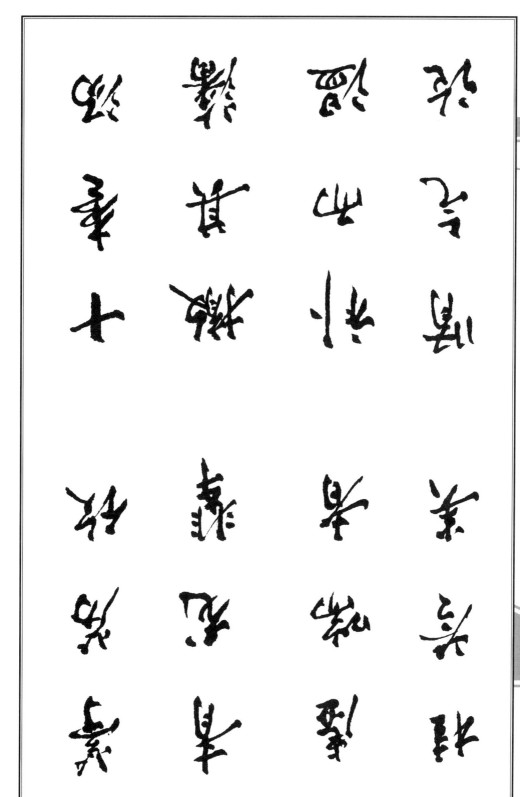

平冲逆　泄奔豚
真武剂　治其源
金水母　主诸坤
六君子　妙难言

他标剂 志本根

血症第十

血之道 化中焦
本冲任 中溉浇

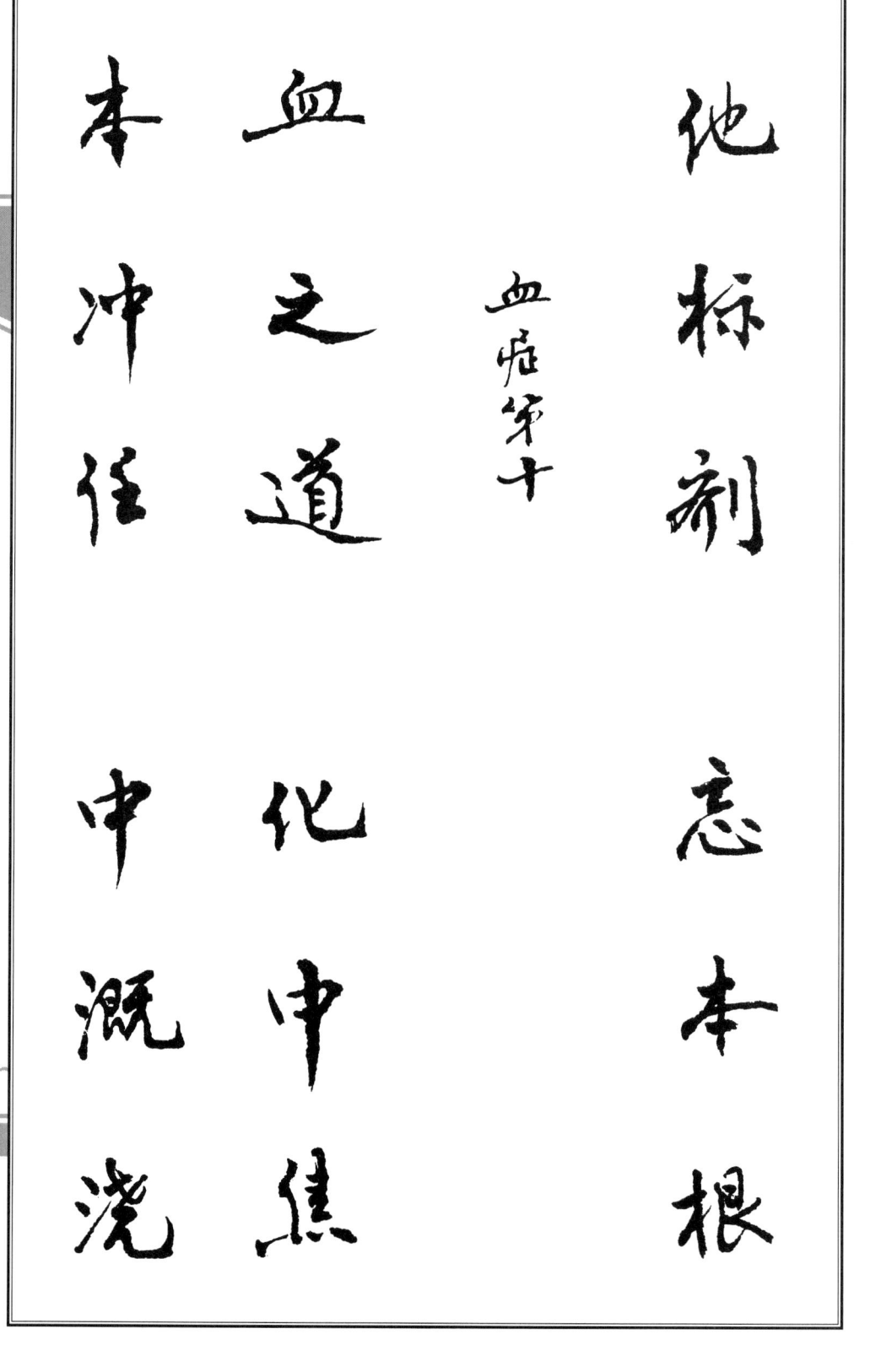

温肌腠 外逍遥
六淫通 经道摇
宜表散 麻芎条
七情病 溢如潮

引导法 草姜调

温摄法 理中超

凉泻法 令瘀消

赤豆散 下血标

若黄土 实翘翘
一切血 此方饶

水肿第十一

水肿病 有阴阳

便清利 阴水殃
便短缩 阳水伤
五皮饮 元化方
阳水盛 加通防

阴水盛　加桂姜
知实肿　萝枳商
知虚肿　参术良
兼喘促　真武汤

从俗好　别低昂
五水辨　金匮详
补天手　十二方
肩斯道　勿炎凉

胀满蛊胀第十二

胀为病　辨实虚
气骤滞　七气疏
满拒按　七物祛

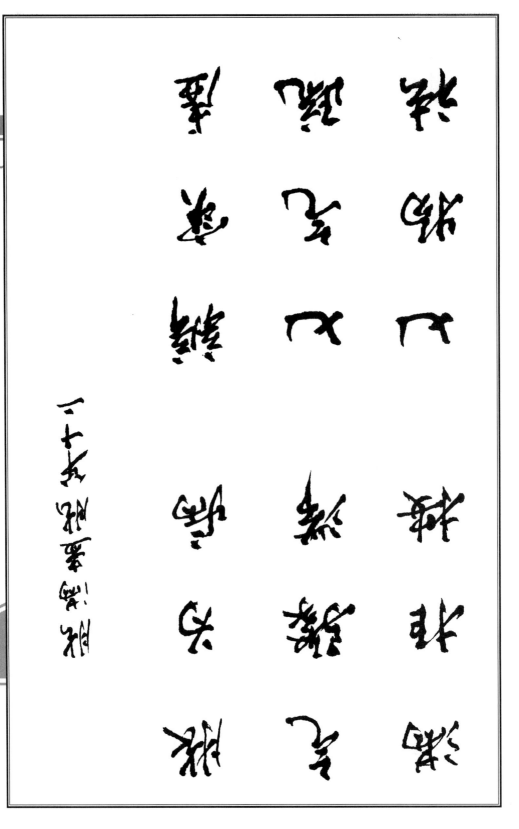

胀闭痛 三物锄

若虚胀 且踌躇

中央健 四旁如

参竺典 大地舆

单腹胀　实难除
山风卦　指南车
易中旨　费居诸

暑症第十三

伤暑症 动静伤
动而得 热为殃
六一散 白虎汤
静而得 起贪凉

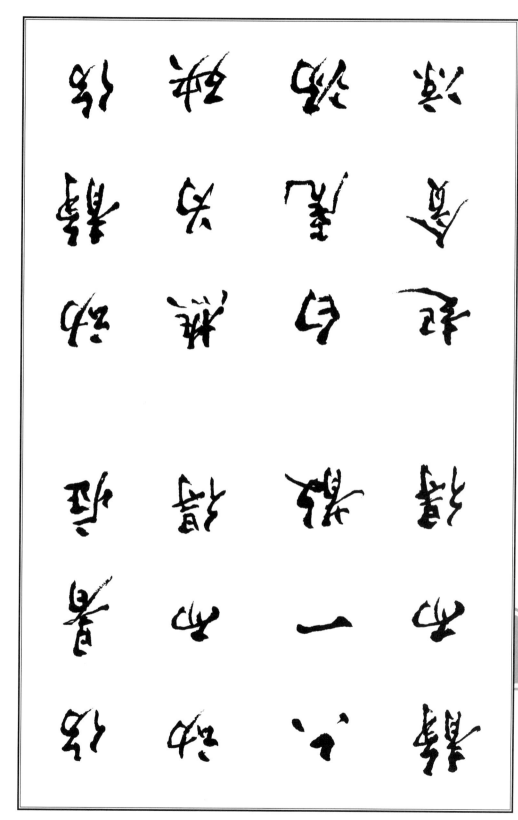

恶寒象 热逾常

心烦辨 切莫忘

香薷饮 有专长

大顺散 从症方

生脉散　久服康
东垣法　防气伤
杂说起　道弗彰
若精蕴　祖仲师

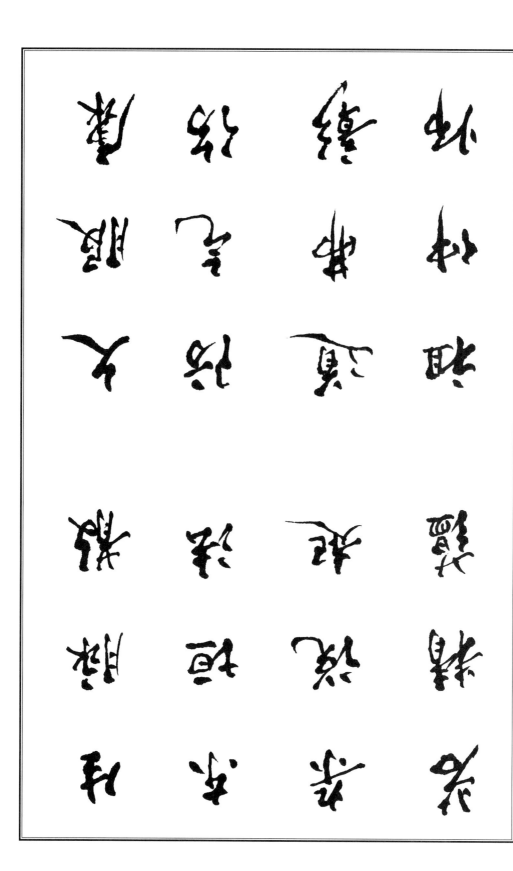

太阳病 旨在兹
经脉辨 标本歧
临证辨 法外思
方两出 大神奇

泄泻第十四

湿气胜　五泄成
胃苓散　厥功宏
湿而热　连苓程

湿而冷　萸附行
湿挟积　粬楂迎
虚兼湿　参附苓
脾肾泻　近天明

四神服 勿纷更
恒法外 内经精
肠脏说 得其情
泻心类 特叮咛

眩晕第十五

眩晕症 皆属肝
肝风木 相火干
风火动 两动抟

头旋转 眼纷繁
虚痰火 各分观
究其指 总一般
痰火亢 大黄安

上虚甚 鹿茸餐
欲下取 求其端
左归饮 正元丹

咳哕吐第十六

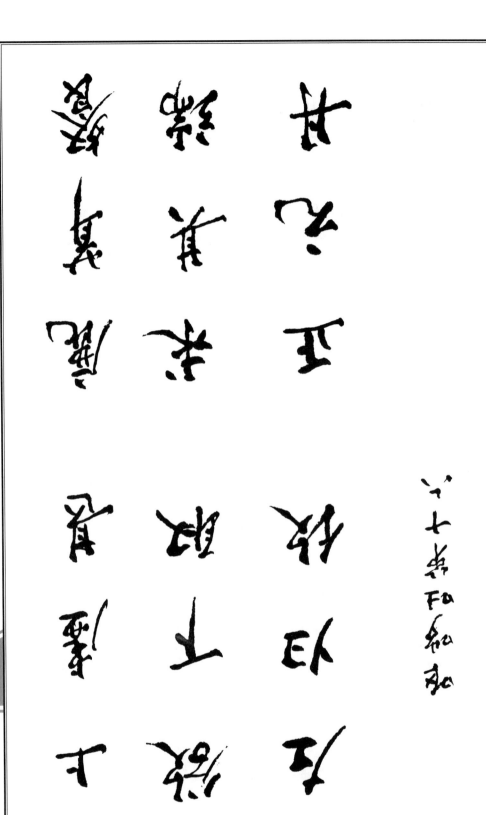

呕吐哕
皆属胃
二陈加
时医贵
玉函经
难仿佛
小柴胡
少阳谓

吴茱萸 平酸味

食已吐 胃热沸

黄草汤 下其气

食不入 火堪畏

黄连汤 为经纬

若呃逆 代赭汇

癫狂痫第十七

重阳狂 重阴癫

静阴象 动阳宣

狂多实 痰宜蠲

癫虚发 石补天

忽搐搦 痫病然

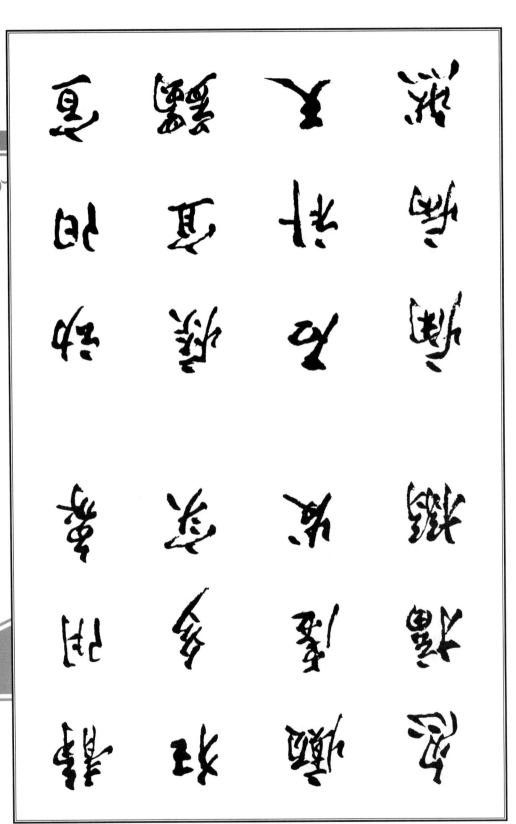

五畜状　吐痰涎
有生病　历岁年
火气亢　芦荟平
痰积痼　丹矾穿

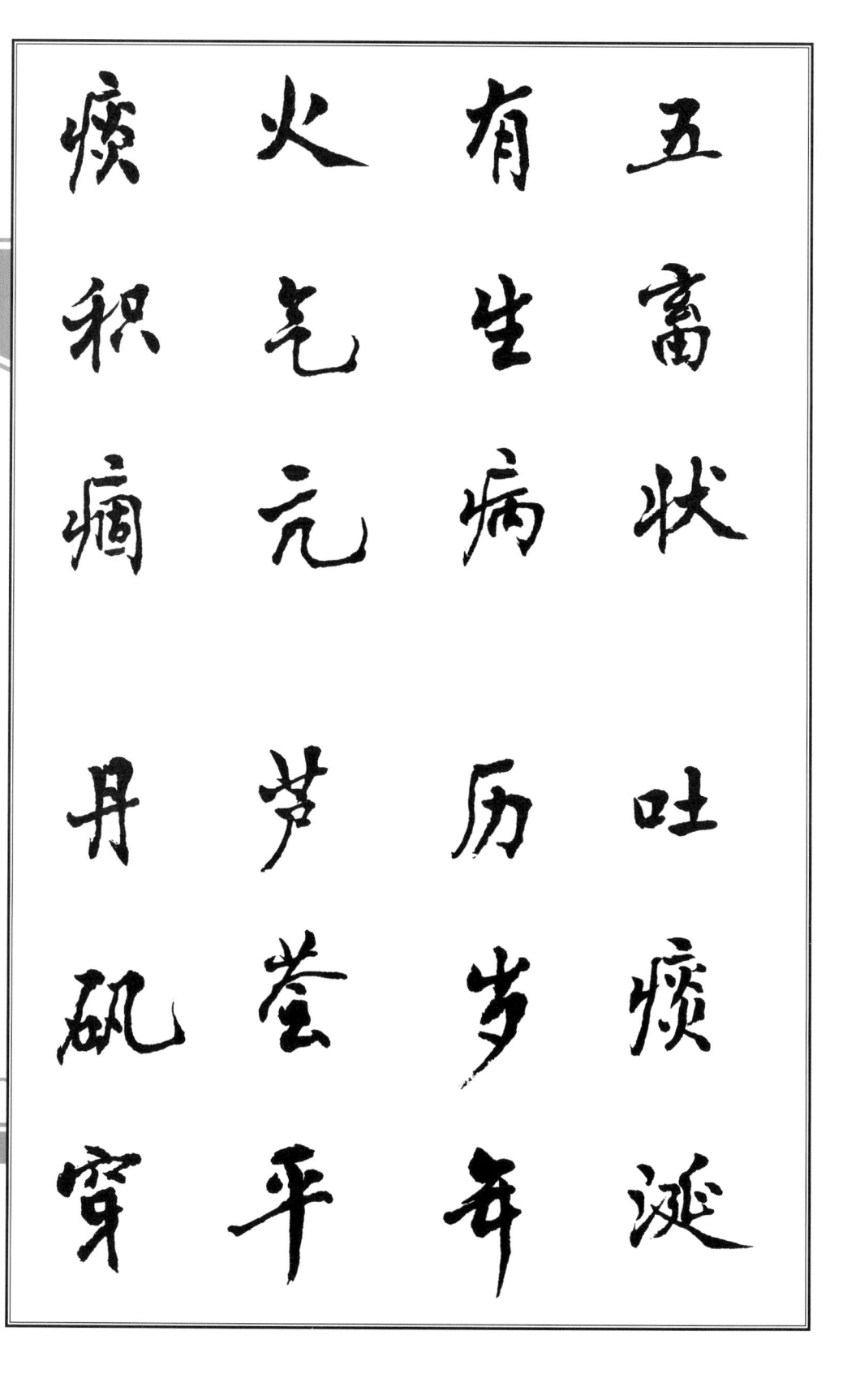

三症本，厥阴愆。
体用变，标本迁。
伏所主，所因先。
收散互，逆从连。

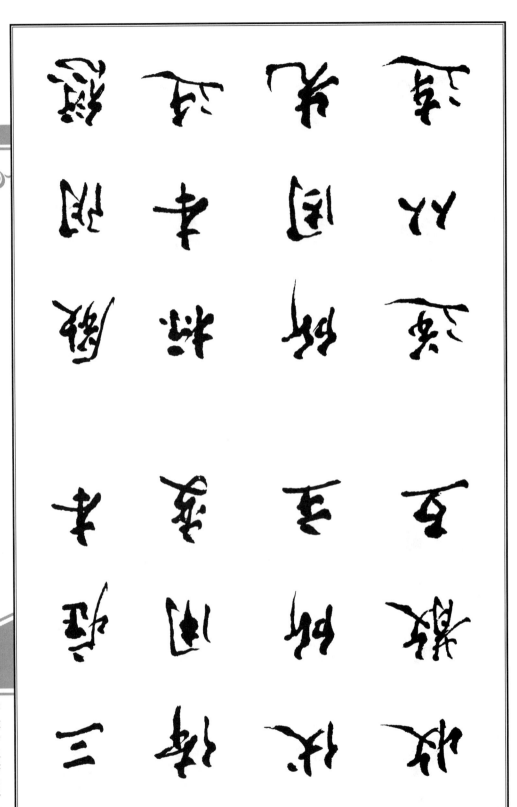

和中气　妙转旋
悟到此　治立痊

五淋癃闭赤白浊遗精第十八

五淋病　皆热结

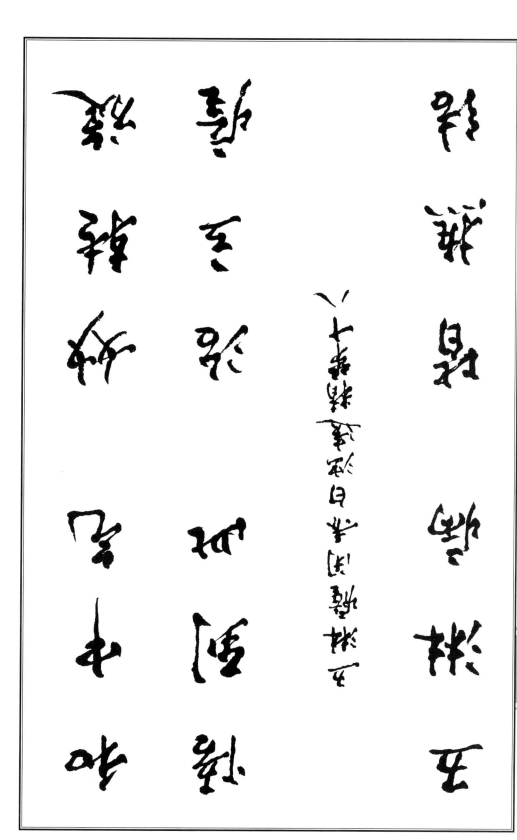

膏石劳　气与血
五淋汤　是秘诀
败精淋　加味啜
外冷淋　肾气咽

点滴无 名癃闭
气道调 江河决
上窍通 下窍泄
外窍开 水源凿

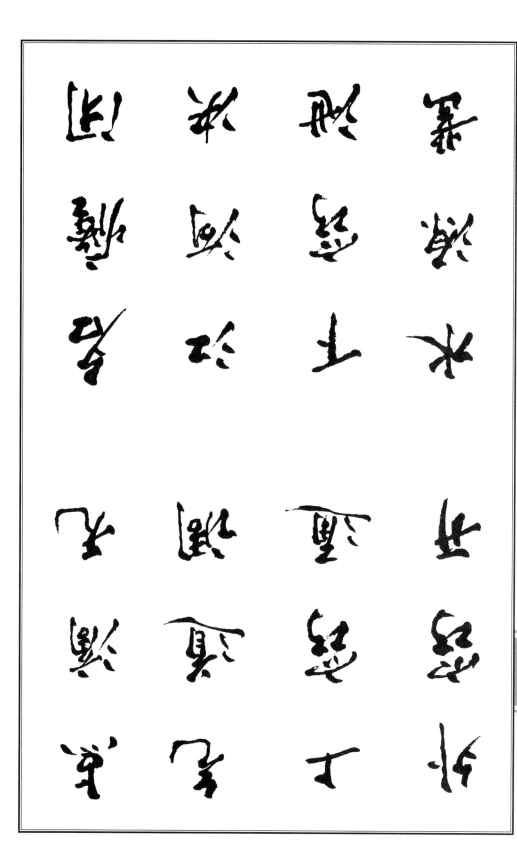

分利多，医便错。
浊又殊，窍道别。
前饮投，精愈涸。
肾套谈，理脾恪。

分清饮 佐黄柏
心肾方 随补缀
若遗精 另有设
有梦遗 龙胆折

无梦遗　十全设
坎离交　亦不切

疝气第十九

疝任病　归厥阴

寒筋水 气血寻
狐出入 癞顽麻
耑治气 景岳箴
五苓散 加减斟

茴香料 著医林
痛不已 须洗淋

痰饮第二十

痰饮源 水气作

燥湿分　治痰略
四饮名　宜斟酌
参五脏　细量度
补和攻　视强弱

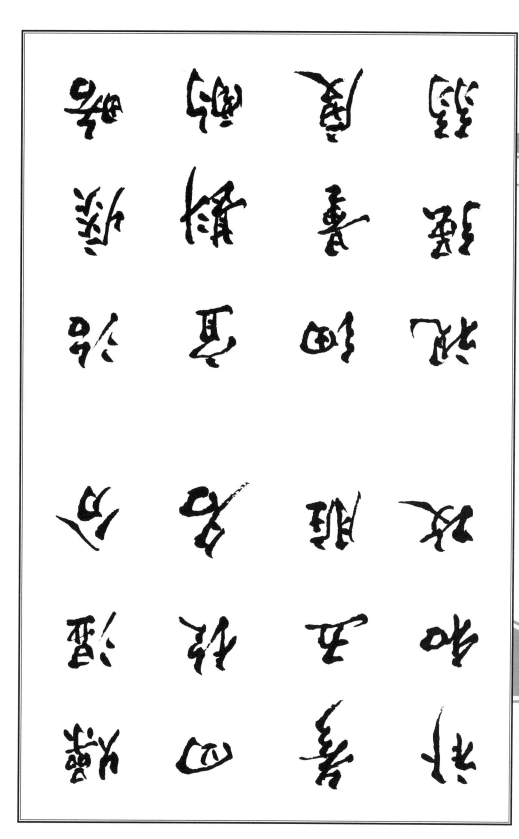

十六方，各凿凿；
温药和，博返约；
阴霾除，阳光灼；
滋润流，时逆错。

真武汤　水归壑
白散方　窥秘钥

消渴第二十一

消渴症　津液干

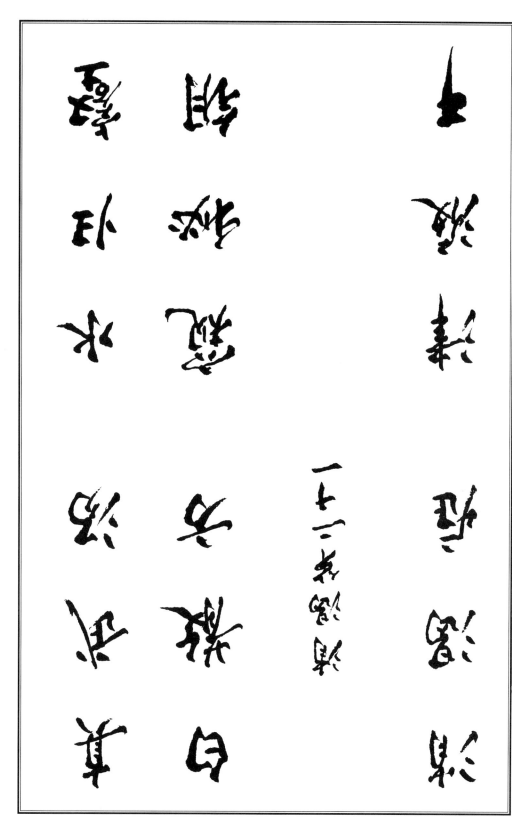

七味饮 一服安
金匮法 别三般
二阳病 治多端
少阴病 肾气寒

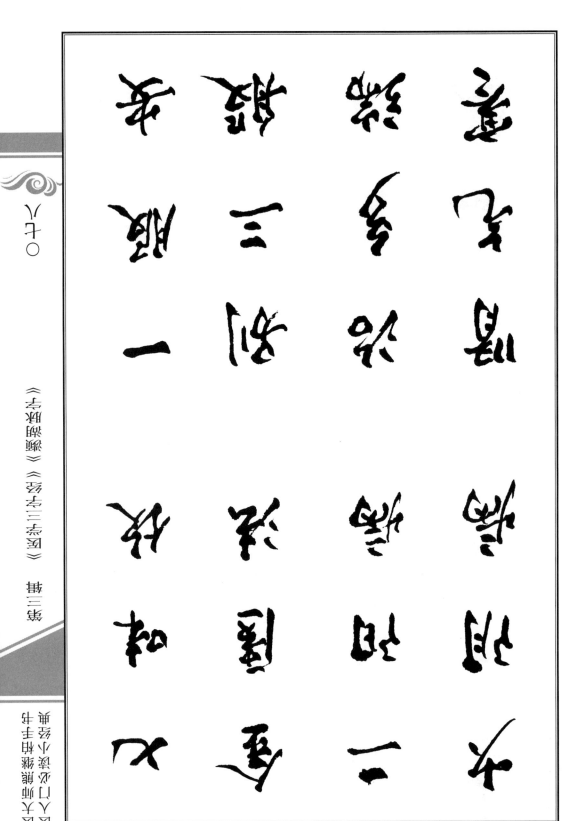

厥阴症　乌梅丸
变通妙　燥热餐

伤寒瘟疫第二十二

伤寒病　极变迁

六经法　有真传
头项痛　太阳编
胃家实　阳明编
眩苦呕　少阳编

吐利痛 太阴编
但欲寐 少阴编
吐蛔渴 厥阴编
长沙论 叹高坚

存津液 是真诠
汗吐下 温清悬
补贵当 方而圆
规矩废 甚于今

二陈尚　九味寻

香苏外　平胃临

汗源涸　耗真阴

邪传变　病日深

目赤者 实痛心

送送法 服后针

若瘟疫 治相侔

通圣散 两解求

六法备 汗为尤
达原饮 昧其由
司命者 勿逐流

妇人经产杂病第二十三

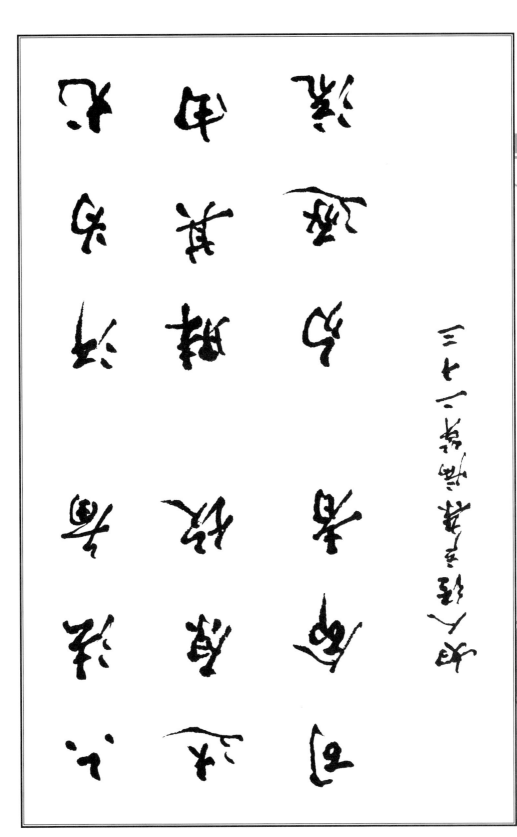

妇人病 四物良
月信准 体自康
渐早至 药宜凉
渐迟至 重桂姜

错杂至 气血伤
归脾法 主二阳
兼郁结 逍遥长
种子者 即此详

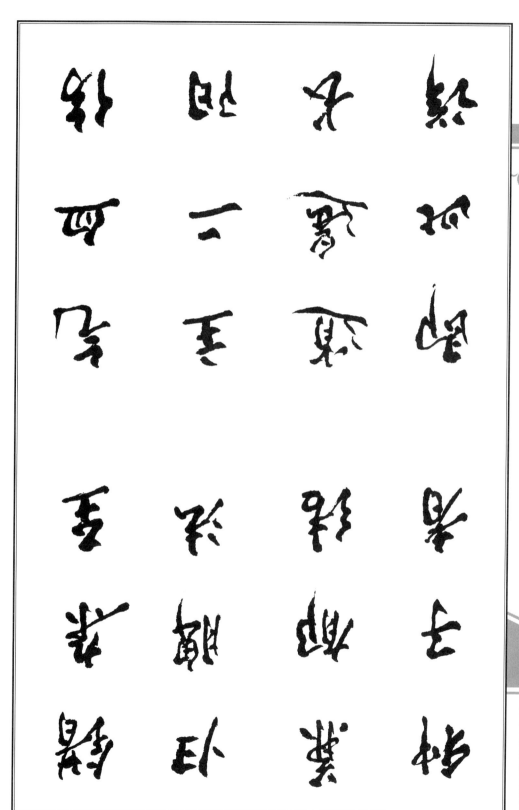

经闭塞　禁地黄
孕三月　六居尝
安胎法　寒热商
难产者　保生方

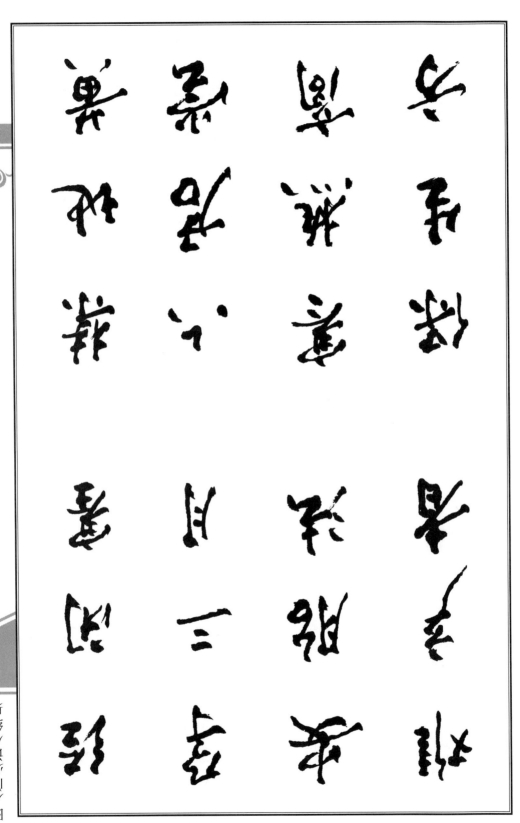

开交骨 归芎乡
血大下 补血汤
脚小趾 艾火焫
胎衣阻 失笑匡

产后病 生化将
合诸说 俱平常
资顾问 亦勿忘
精而密 长洲室

妊娠篇　丸散七
桂枝汤　列第一
附半姜　功超轶
内十方　皆法律

产后篇 有神术
小柴胡 首特笔
竹叶汤 风痉疾
阳旦汤 功与匹

腹痛条　须详悉
羊肉汤　疞痛谧
痛满烦　求枳实
着脐痛　下瘀吉

痛而频
攻凉旋
杂病门
二十方

里熱窒
毋固必
还熟读
效俱速

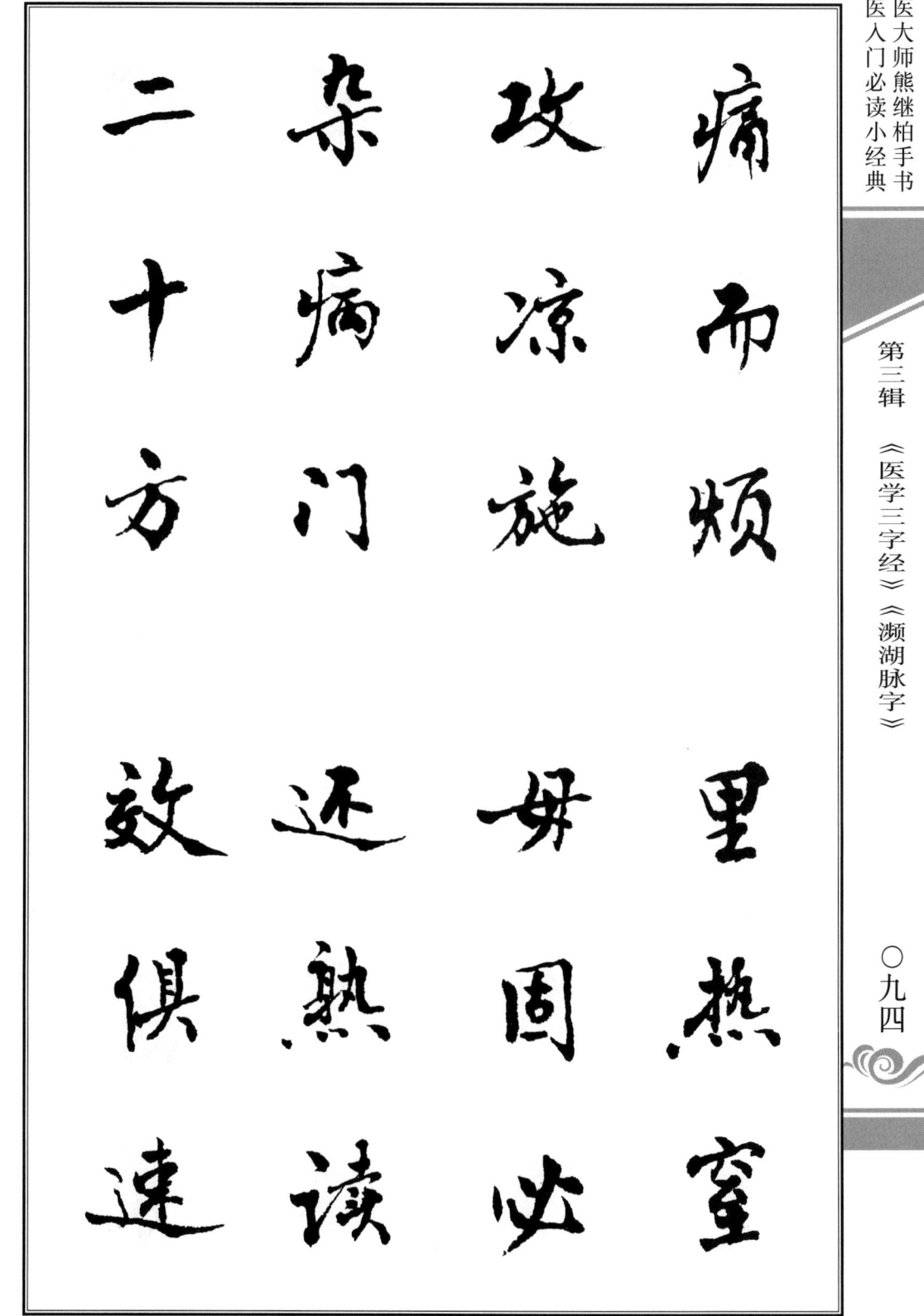

随证详 难悉录
唯温经 带下服
甘麦汤 脏躁服
药到咽 效可卜

道中人　须造福

小儿第二十四

小儿病　多伤寒

稚阳体　邪易干

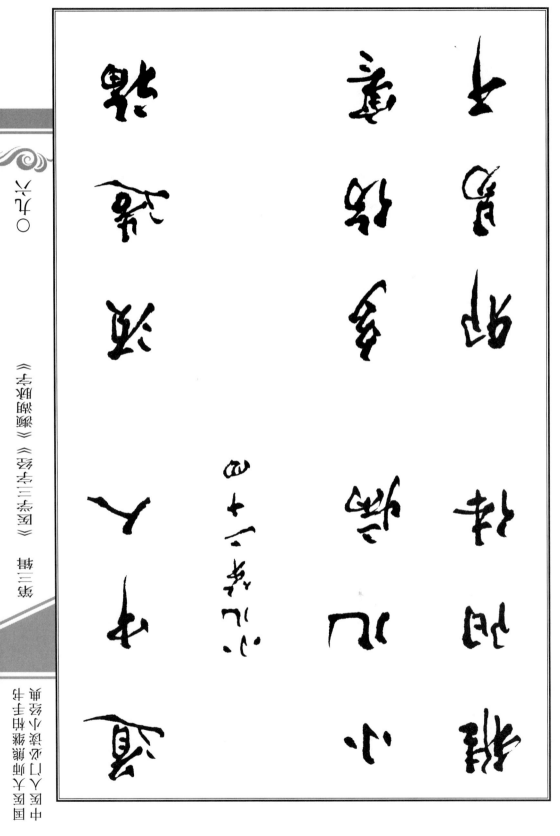

凡发热　太阳观
热未已　变多端
太阳外　仔细看
遵法治　危而安

若吐泻 求太阴
吐泻甚 变风淫
慢脾说 即此寻
阴阳证 二太擒

千古秘　理蕴深
即痘疹　此传心
谁同志　度金针

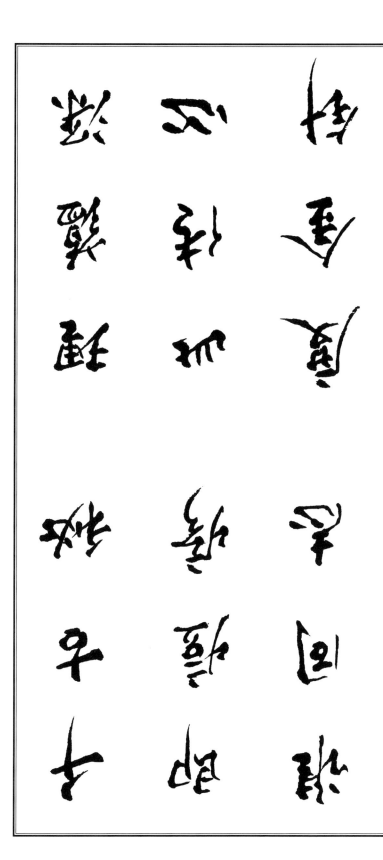

濒湖脉学

明·李时珍 著

熊继柏 二〇二〇年三月书写

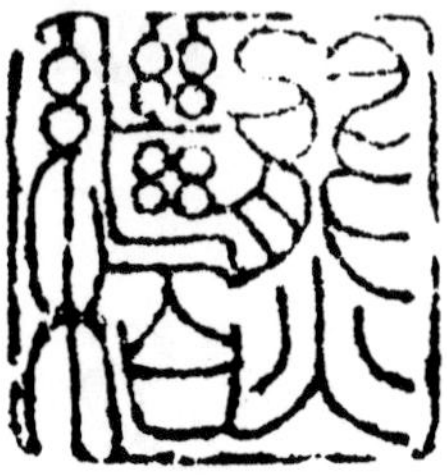

浮脉

浮脉惟从肉上行
如循榆荚似毛轻
三秋得令知无恙

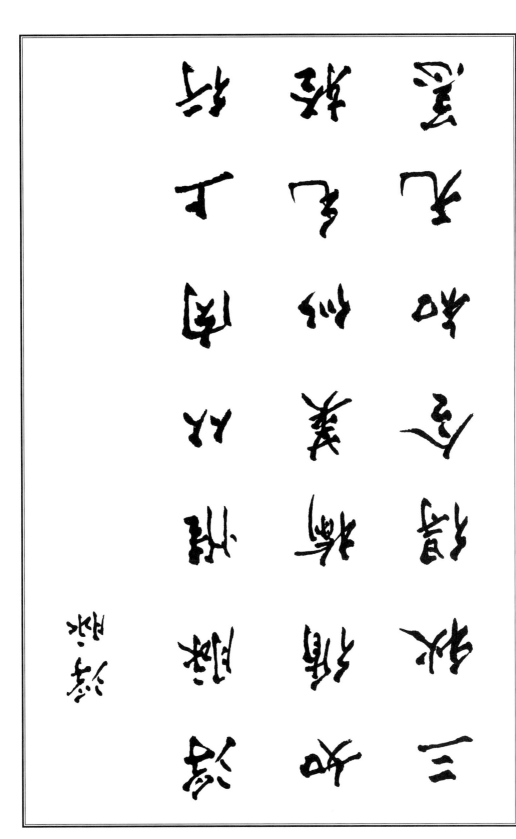

久病逢之却可惊
浮脉为阳表病居
迟风数热紧寒拘
浮而有力多风热

无力而浮是血虚
寸浮头痛眩生风
或有风痰聚在胸
关上土衰兼木旺

尺中溲便不流通

沉脉

水行润下脉来沉
筋骨之间软滑匀

女子寸兮男子尺
四时如此号为平
沉潜水蓄阴经病
数热迟寒滑有痰

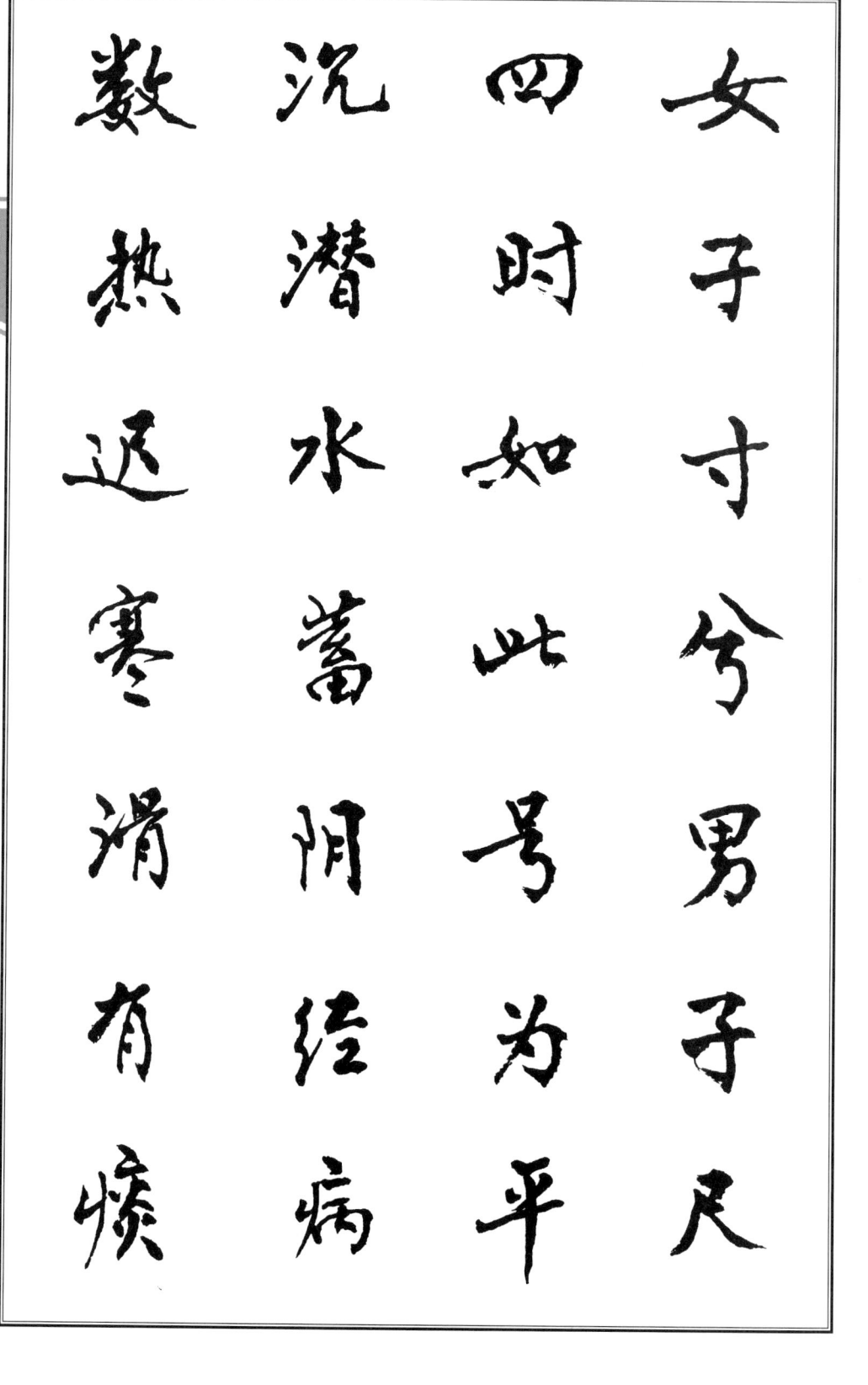

无力而沉虚与气
沉而有力积并寒
寸沉痰郁水停胸
关主中寒痛不通

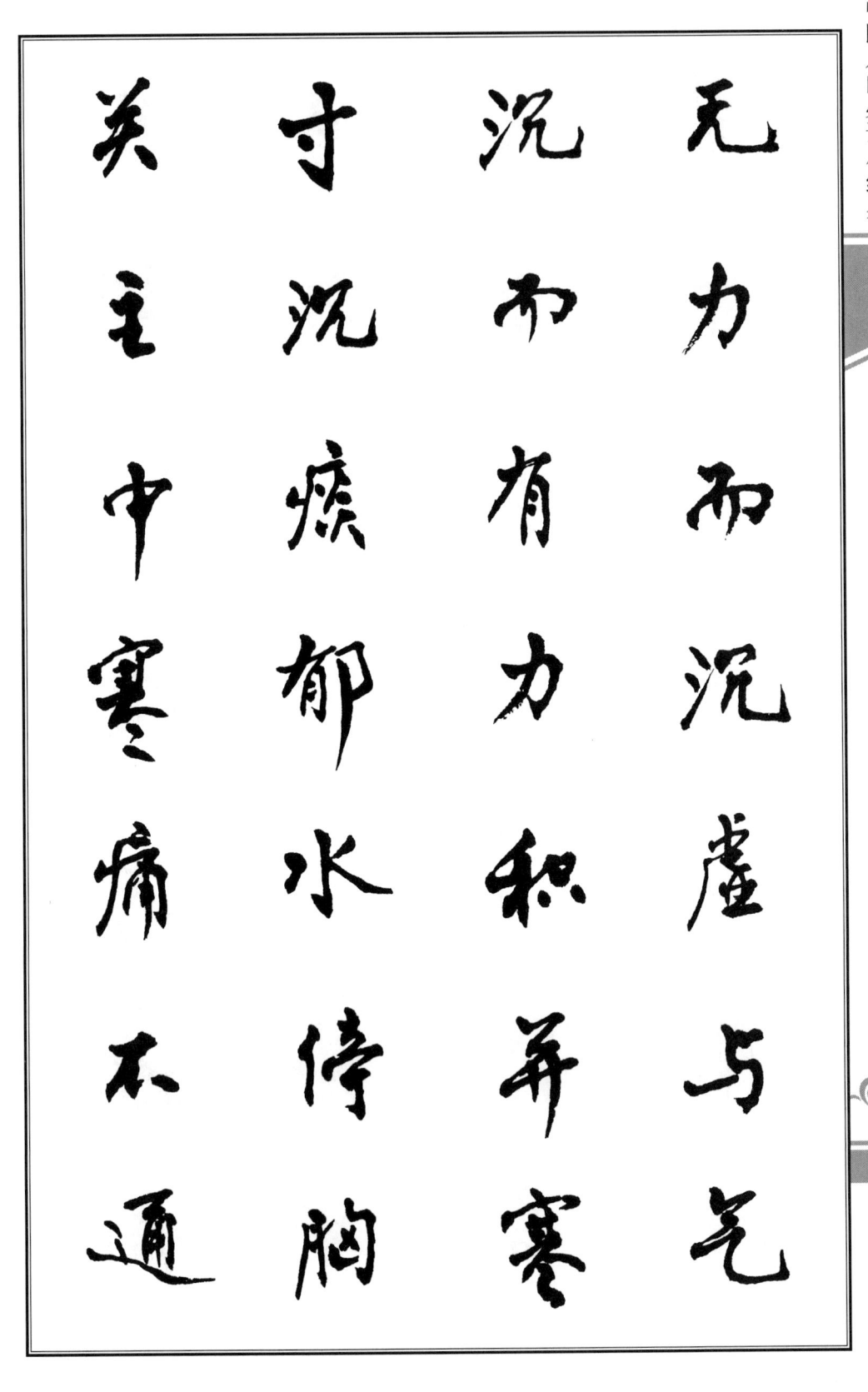

尺部浊遗并泄痢
肾虚腰及下元痌

迟脉

迟来一息至惟三

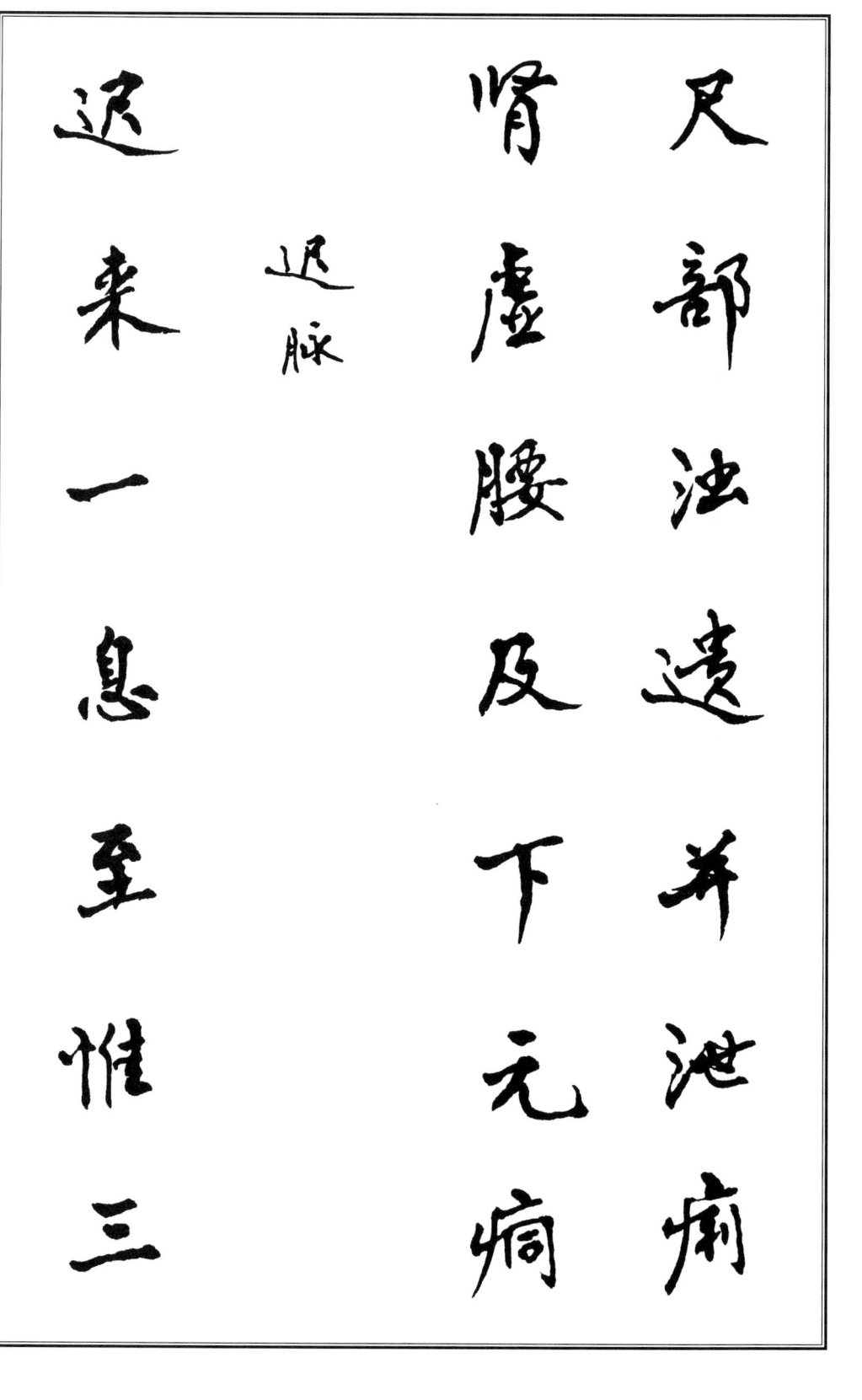

阳不胜阴气血寒
但把浮沉分表里
消阴须益火之源
迟司脏病或多痰

沉痼癥瘕仔细看
有力而迟为冷痛
迟而无力定虚寒
寸迟必是上焦寒

关主中寒痛不堪
尺是肾虚腰脚重
溲便不禁疝牵丸

數脉

数脉息间常六至
阴微阳盛必狂烦
浮沉表里分虚实
惟有儿童作吉看

数脉为阳热可知
只将君相火来治
实宜凉泻虚温补
肺病秋深却畏之

寸数咽喉口舌疮
吐红咳嗽肺生疡
当关胃火并肝火
尺属滋阴降火汤

滑脉

滑脉如珠替替然，
往来流利却还前。
莫将滑数为同类，

数脉惟看至数间
滑脉为阳元气衰
痰生百病食生灾
上为吐逆下蓄血

女脉调时定有胎
寸滑膈痰生呕吐
吞酸舌强或咳嗽
当关宿食肝脾热

渴痢癞淋看尺部

涩脉

细迟短涩往来难

散止依稀应指间

如雨沾沙容易散
病蚕食叶慢而艰
涩缘血少或伤精
反胃亡阳汗雨淋

寒湿入营为血痹
女人非孕即无经
寸涩心虚痛对胸
胃虚胁胀察关中

尺为精血俱伤候
肠结溲淋或下红

虚脉

举之迟大按之松

脉状无涯类谷空
莫把芤虚为一类
芤来浮大似慈葱
脉虚身热为伤暑

自汗怔忡惊悸多
发热阴虚须早治
养营益气莫蹉跎
血不荣心寸口虚

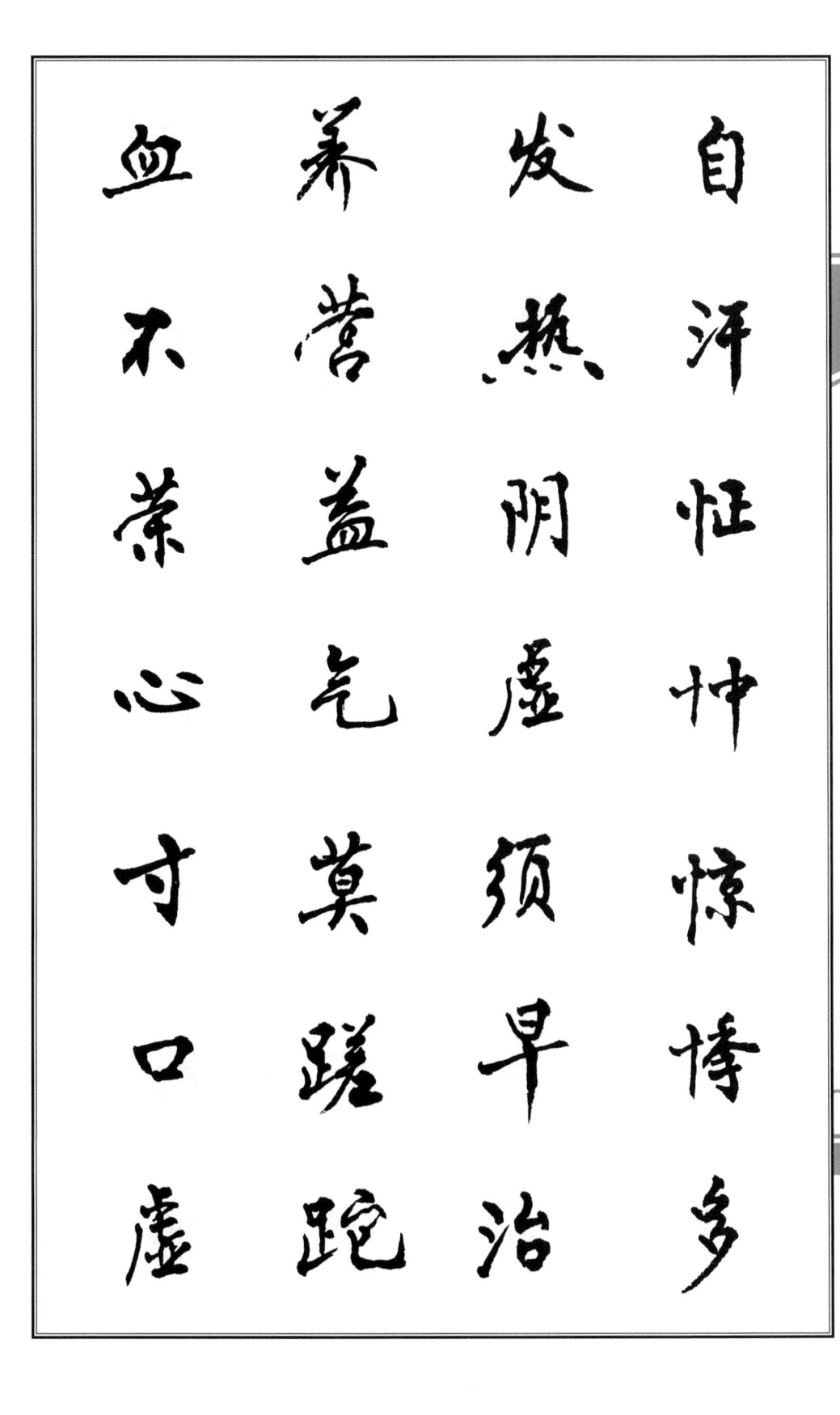

关中腹胀食难舒
骨蒸痿痹伤精血
却在神门两部居

实脉

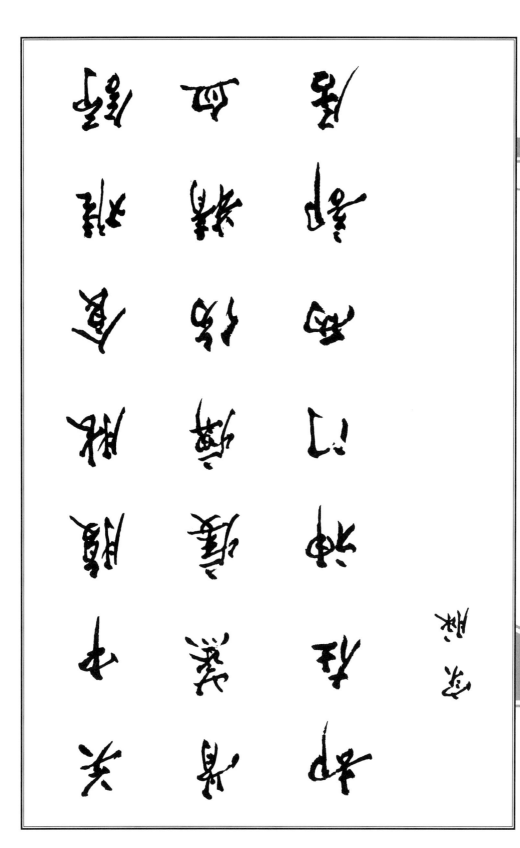

浮沉皆得大而长
应指无虚愊愊强
热蕴三焦成壮火
通肠发汗始安康

实脉为阳火郁成
发狂谵语吐频频
或为阳毒或伤食
大便不通或气痛

寸实应知面热风
咽疼舌强气填胸
当关脾热中宫满
尺实腰肠痛不通

长脉

过于本位脉名长
弦则非然但满张
弦脉与长争较远

良工尺度自能量
长脉迢迢大小身
反常为病似牵绳
若非阳毒癫痫病

即是阳明热势深

短脉

两头缩缩名为短

涩短迟迟细且难

短涩而浮秋喜见
三春为贼有邪干
短脉惟于尺寸寻
短而滑数酒伤神

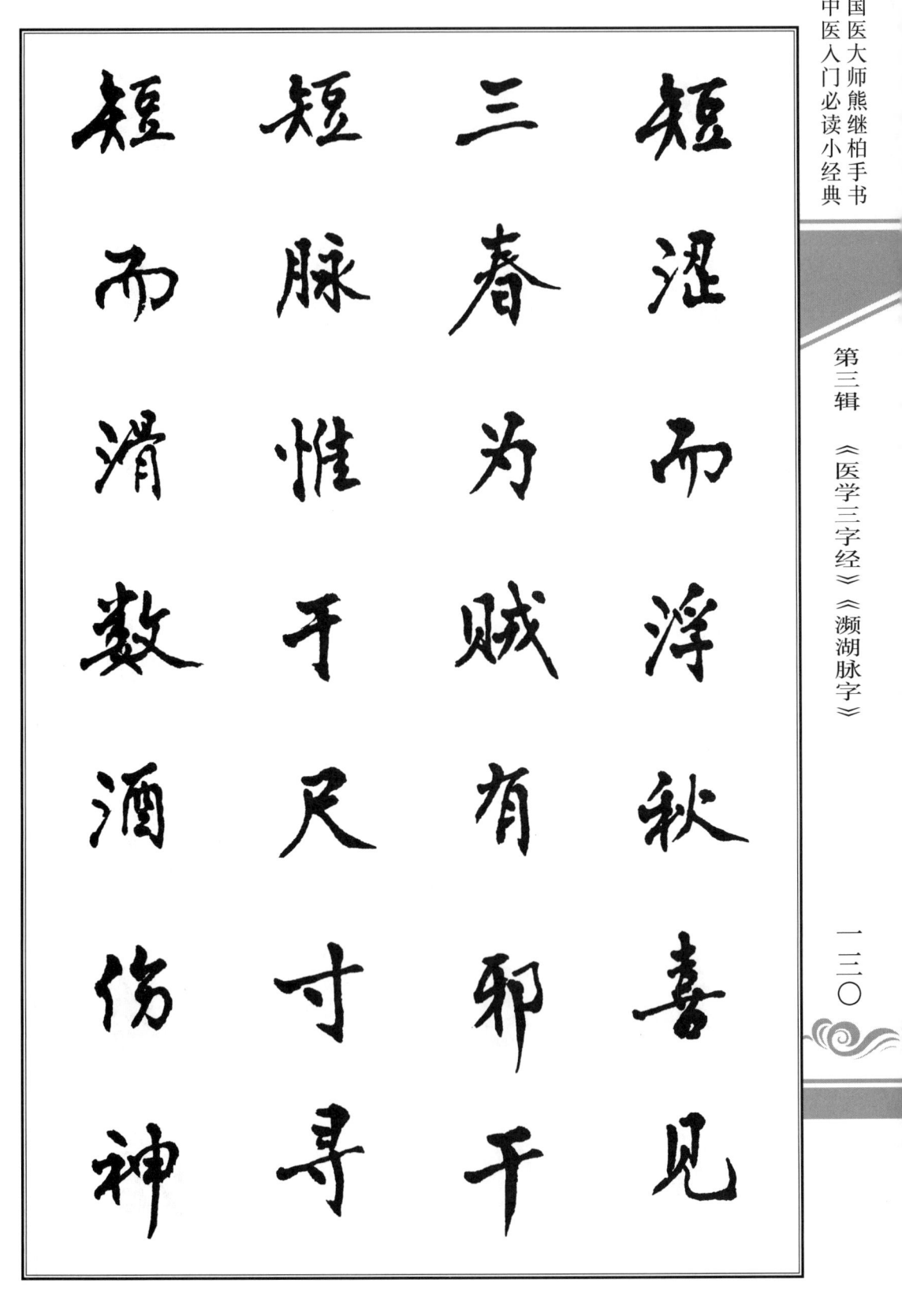

浮为血涩沉为痞
寸主头痛尺腹疼

洪脉

脉来洪盛去还衰

满指滔滔应夏时
若在春秋冬月分
升阳散火莫狐疑
洪脉阳盛血应虚

相火炎炎热病居
胀满胃翻须早治
阴虚泄痢可踌躇
寸洪心火上焦炎

肺脉洪时金不堪
肝火胃虚关内察
肾虚阴火尺中看

微脉

微脉轻微潎潎乎
按之欲绝有如无
微为阳弱细阴弱
细比于微略较粗

气血微兮脉亦微
恶寒发热汗淋漓
男为劳极诸虚候
女作崩中带下医

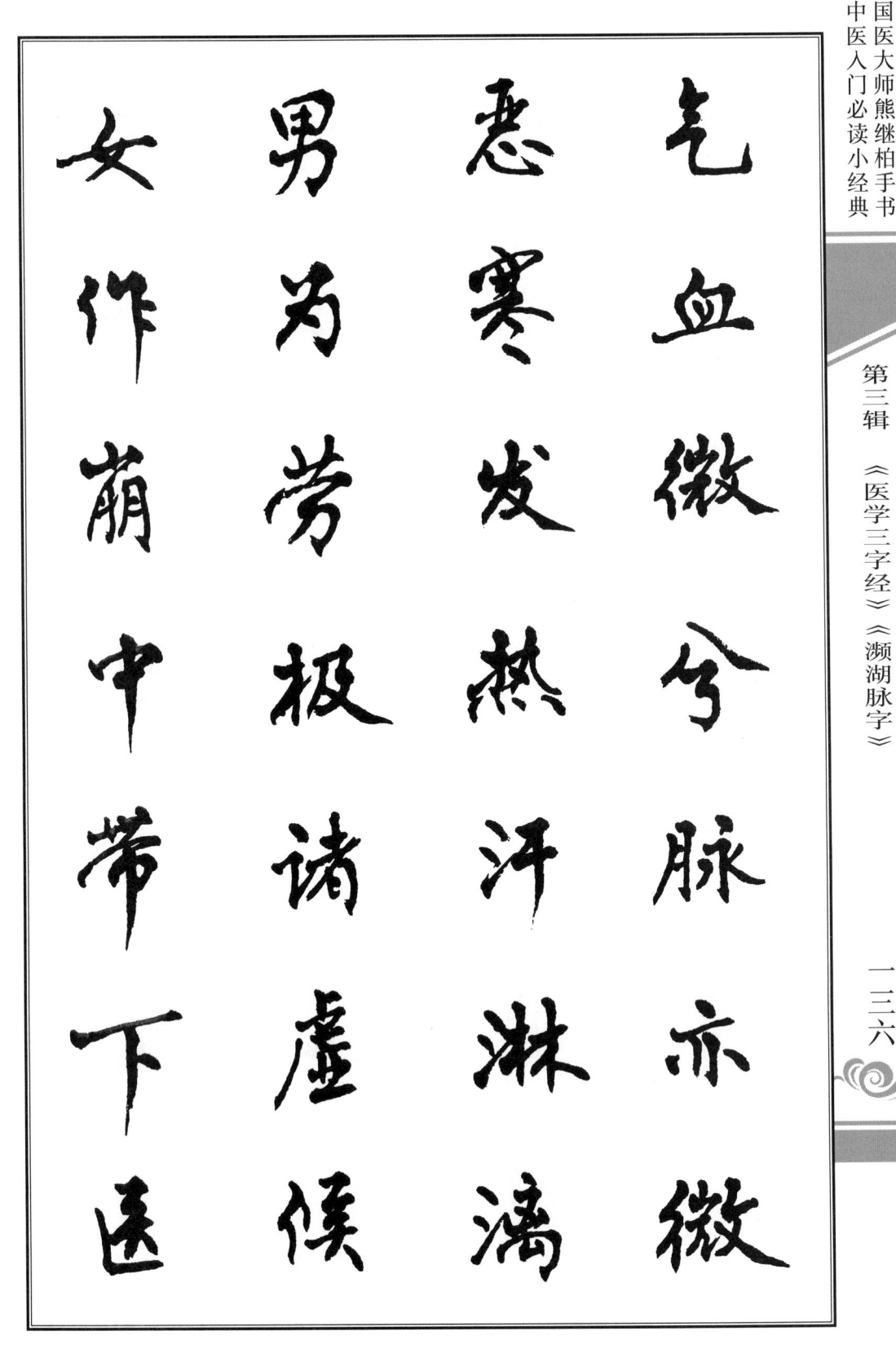

寸微气促或心惊
关脉微时胀满形
尺部见之精血弱
恶寒消瘅痛呻吟

紧脉

举如转索切如绳，
脉象因之得紧名。
总是寒邪来作寇，

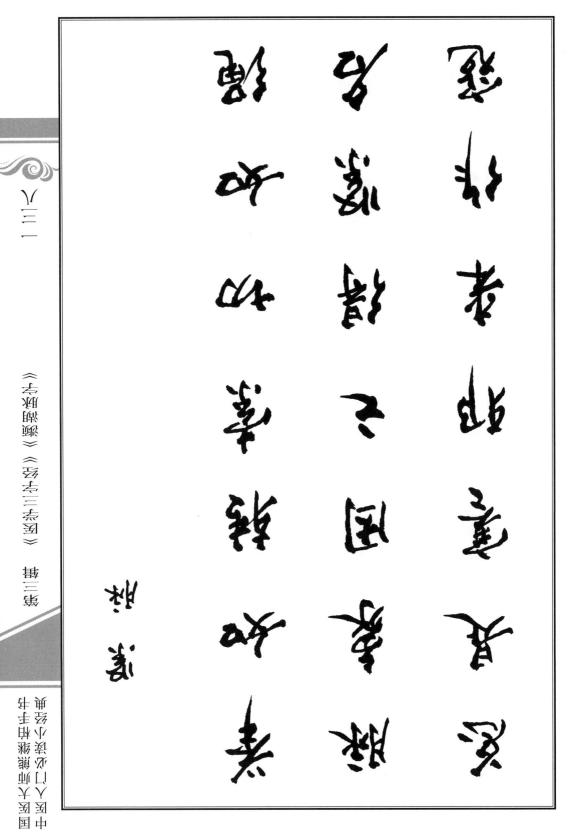

内为腹痛外身疼
紧为诸痛主于寒
喘咳风痫吐冷痰
浮紧表寒须发越

紧沉温散自然安
寸紧人迎气口分
当关心腹痛沉沉
尺中有紧为阴冷

定是牢脉与疝疼

缓脉

缓脉阿阿四至通
柳梢袅袅飐轻风

欲从脉里求神气
只在从容和缓中
缓脉营衰卫有余
或风或湿或脾虚

上为项强下痿痹
分别浮沉大小区
寸緩风邪项背拘
关为风眩胃家虚

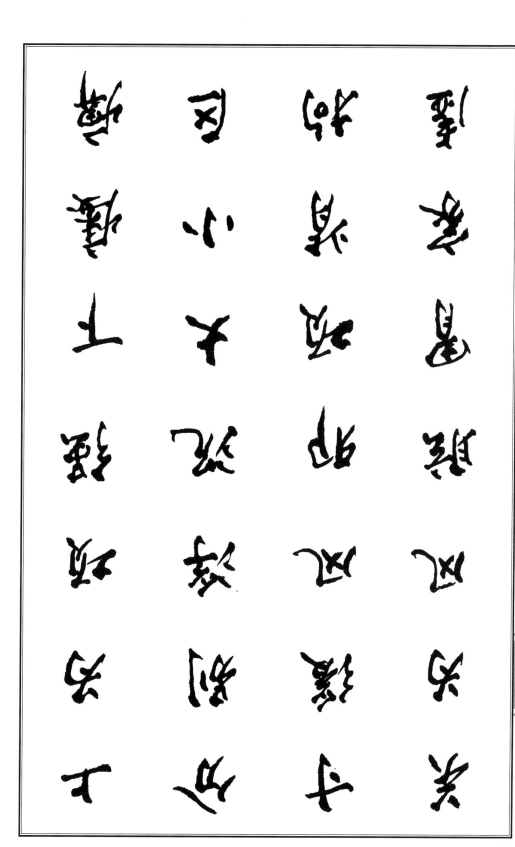

尺缓濡泄或风秘
或是蹒跚足力迂

芤脉

芤形浮大软如葱

边实须知内已空
火犯阳络血上溢
热侵阴络下血红
寸芤积血在于胸

关内逢芤肠胃痈，
尺部见之多下血，
赤淋红痢漏崩中。

弦脉

弦脉迢迢端直长
肝经木旺土应伤
怒气满胸常欲叫
翳蒙瞳子泪淋浪

脉应东方肝胆经

饮痰寒热疟缠身

浮沉迟数须分别

大小单双有重轻

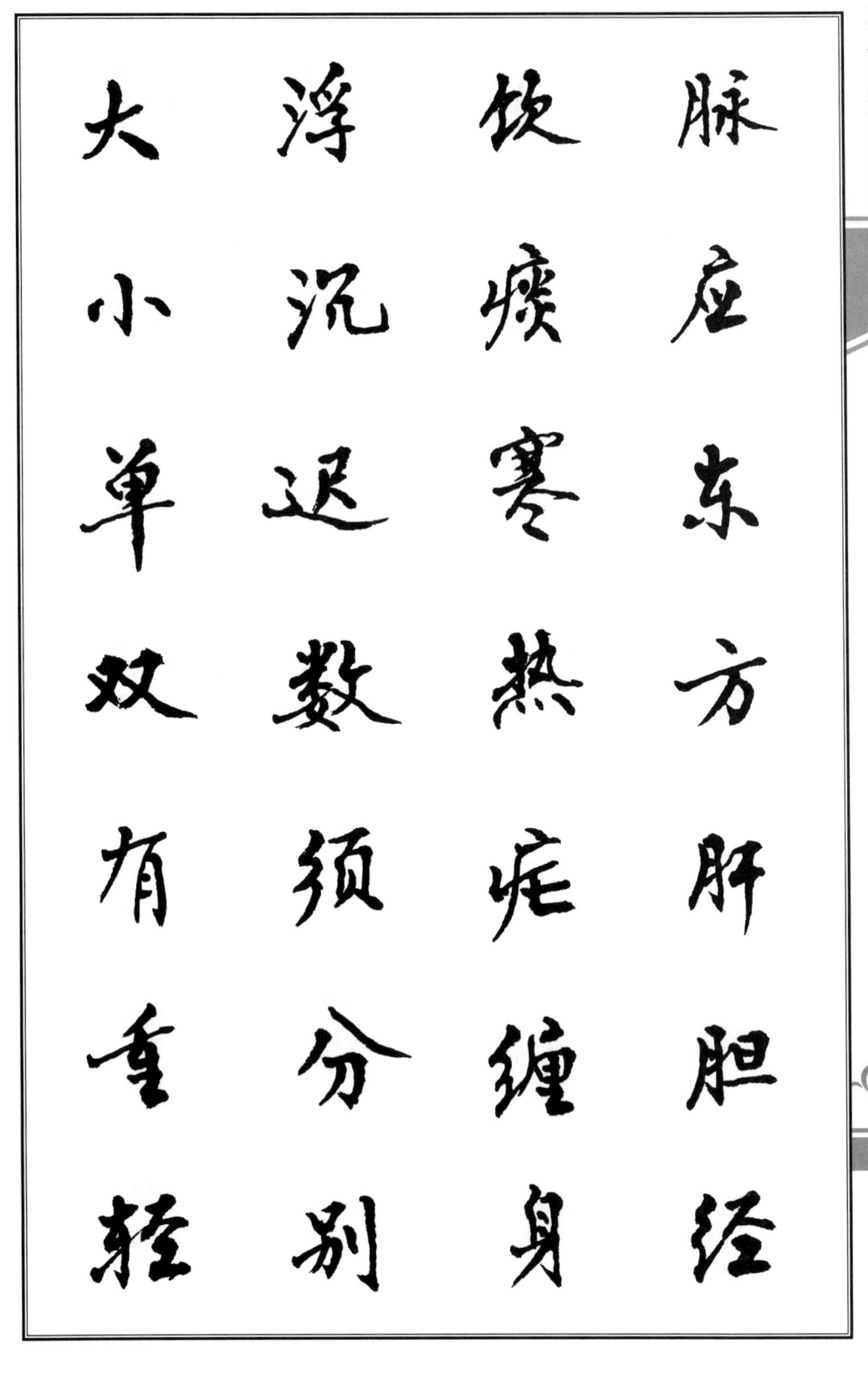

寸弦头痛膈多痰

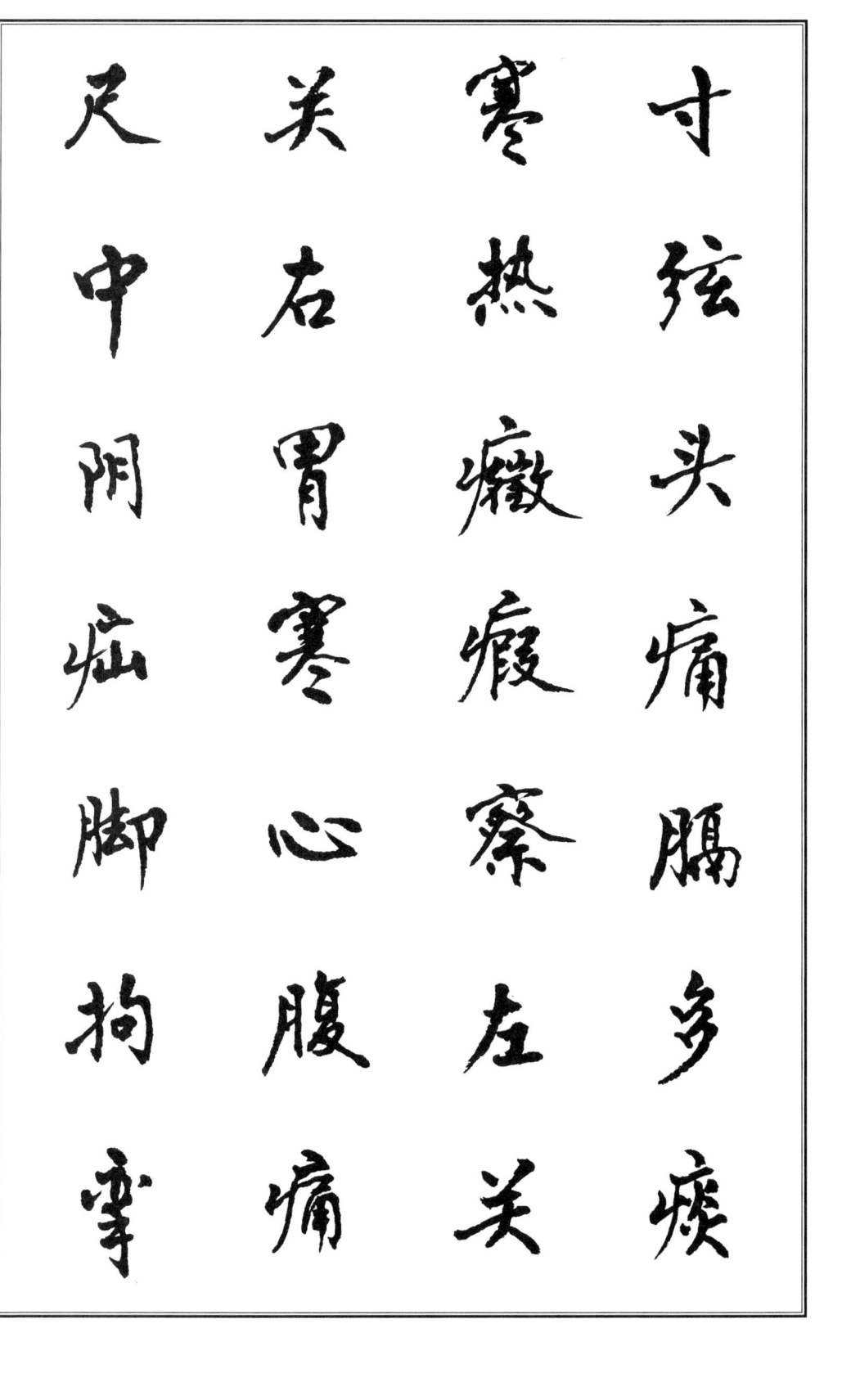

寒热癥瘕察左关

关右胃寒心腹痛

尺中阴疝脚拘挛

革脉

革脉形，如按鼓。皮
芤弦，相合脉，寒虚
女人，半产并，崩漏

男子营虚或梦遗

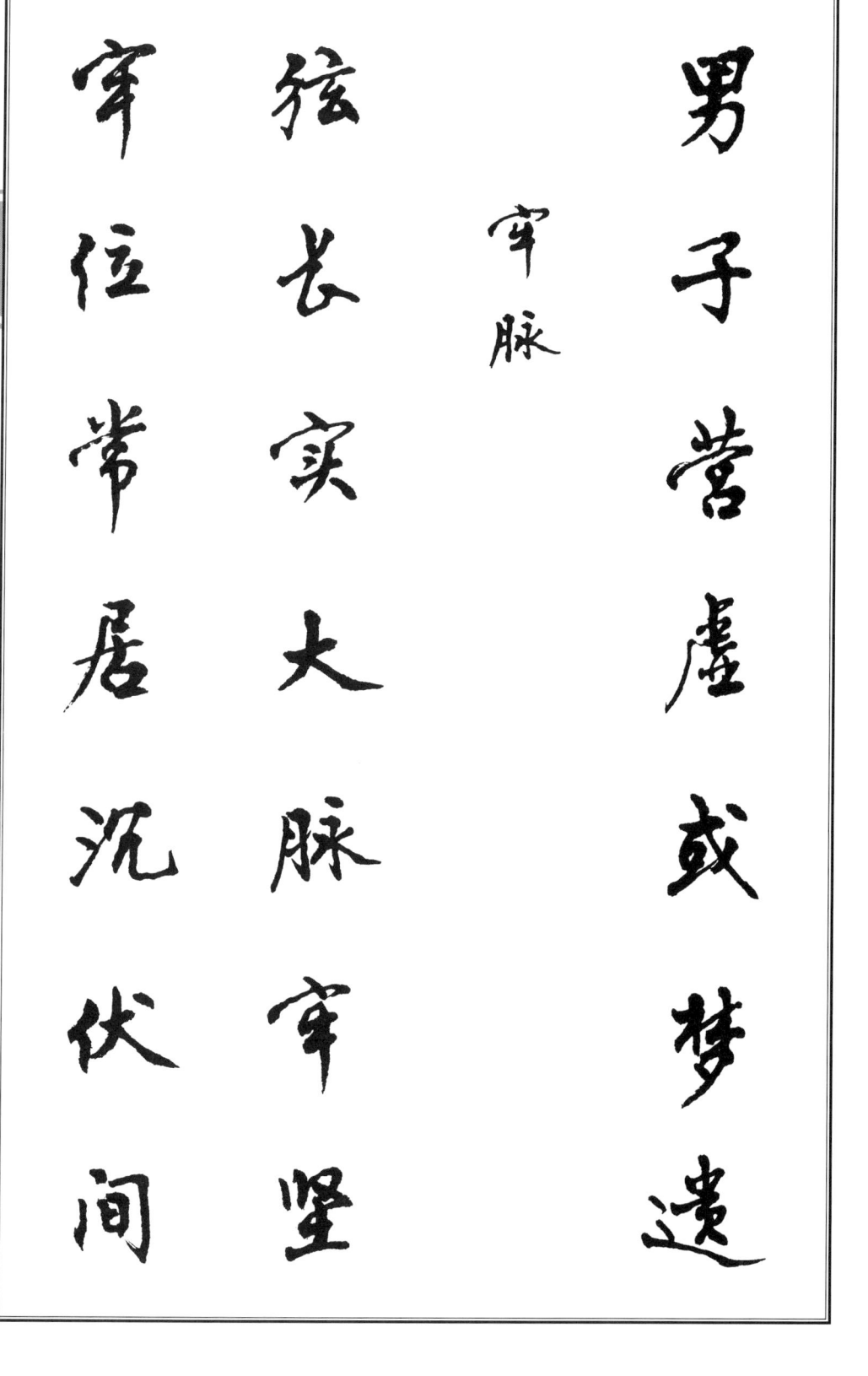

牢脉

弦长实大脉牢坚
牢位常居沉伏间

革脉芤弦自浮起
革虚牢实要详看
寒则牢坚里有余
心腹寒痛木乘脾

疝癞癥瘕何愁也
失血阴虚却乃忌

濡脉

濡形浮细按须轻

水面浮绵力不禁

病后产中犹有药

平人若见是无根

濡为亡血阴虚病

髓海丹田暗已亏
汗雨夜来蒸入骨
血山崩倒湿侵脾
寸濡阳微自汗多

关中其奈气虚何
尺伤精血虚寒甚
温补真阴可起疴

弱脉

弱来无力按之柔
柔细而沉不见浮
阳陷入阴精血弱
白头犹可少年愁

弱脉阴虚阳气亏
恶寒发热骨筋痿
多惊多汗精神减
益气调营急早医

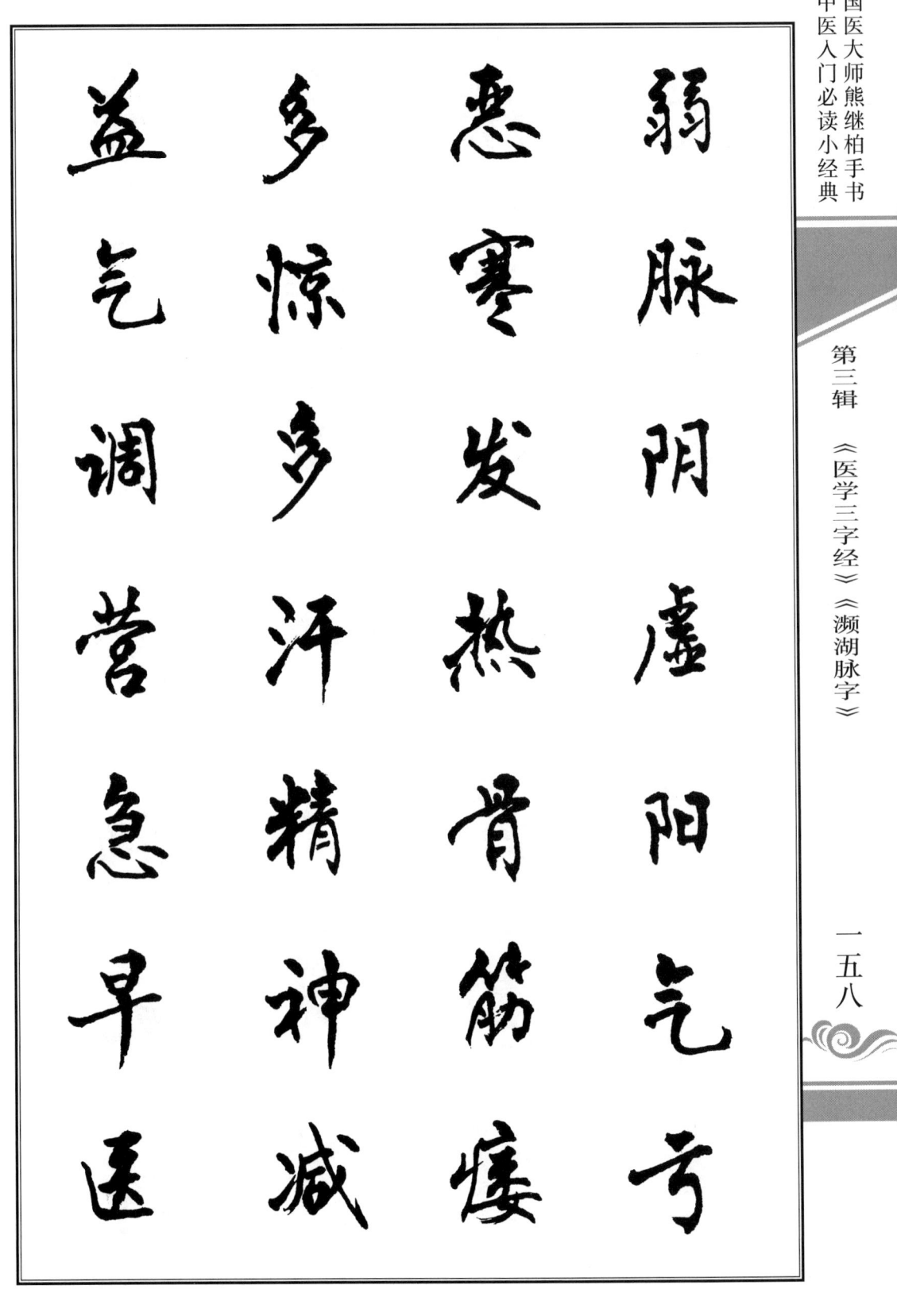

寸弱阳虚病可知
关为胃弱与脾衰
欲求阳陷阴虚病
須把神门两部推

散脉

散似杨花散漫飞
去来无定至难齐
产为生兆胎为堕

久病逢之不必医
左寸怔忡右寸汗
溢饮左关应软散
右关软散胻胕肿

散居两天魂应断

细脉

细来累累细如丝
应指沉沉无绝期

春夏少年俱不利
秋冬老弱却相宜
细脉萦萦血气衰
诸虚劳损七情乖

若非湿气侵腰肾
即是伤精汗泄来
寸细应知呕吐频
入关腹胀胃虚形

尺逢定是丹田冷
泄痢遗精号脱阴

伏脉

伏脉推筋着骨寻

指间裁动隐然深
伤寒欲汗阳将解
厥逆脐疼证属阴
伏为霍乱吐频频

腹痛多缘宿食停
蓄饮老痰成积聚
散寒温里莫因循
食郁胸中双寸伏

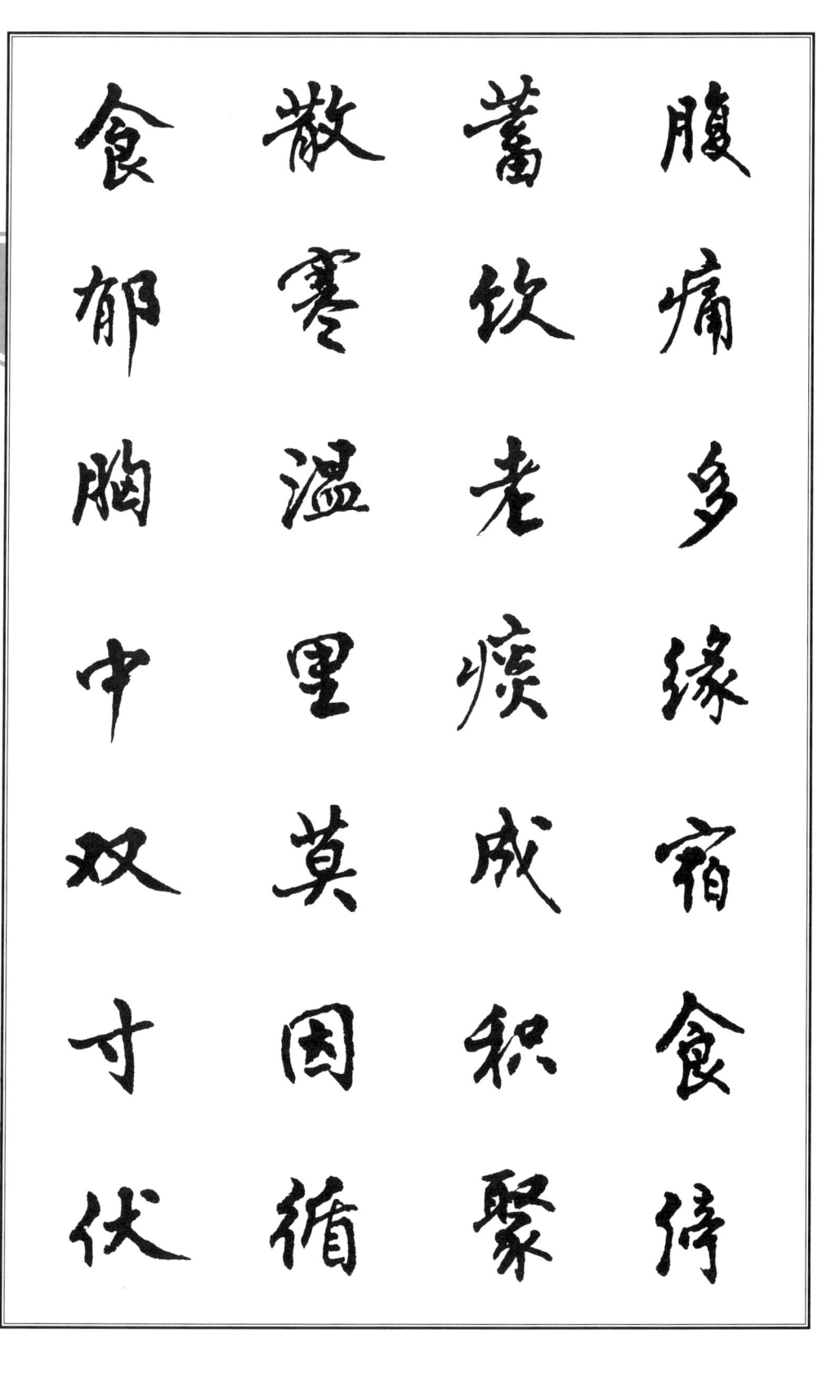

欲吐不吐常兀兀
当关腹痛困沉沉
关后疝疼还破腹

动脉

动脉摇摇数在关
无头无尾豆形团
其原本是阴阳搏
虚者摇兮胜者安

动脉专司痛与惊
汗因阳动热因阴
或为泄痢拘挛病
男子亡精女子崩

促脉

促脉数而时一止
此为阳极欲亡阴
三焦郁火炎炎盛

进必无生退可生
促脉惟将火病医
其因有五细细推
时时喘咳皆痰积

或发狂斑与毒疽

结脉

结脉缓而时一止
独阴偏盛欲亡阳

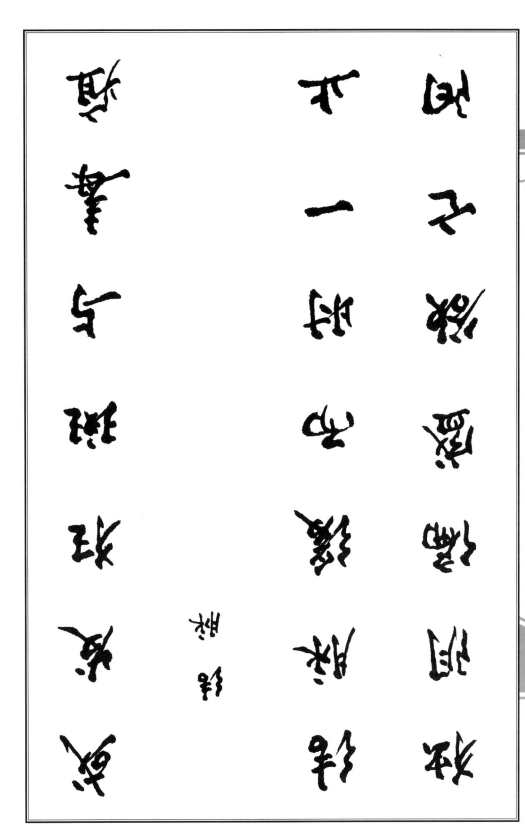

浮为气滞沉为积
汗下分明在主张
结脉皆因气血凝
老痰结滞苦沉吟

内生积聚外痈肿
疝瘕为殃病属阴

代脉

动而中止不能还

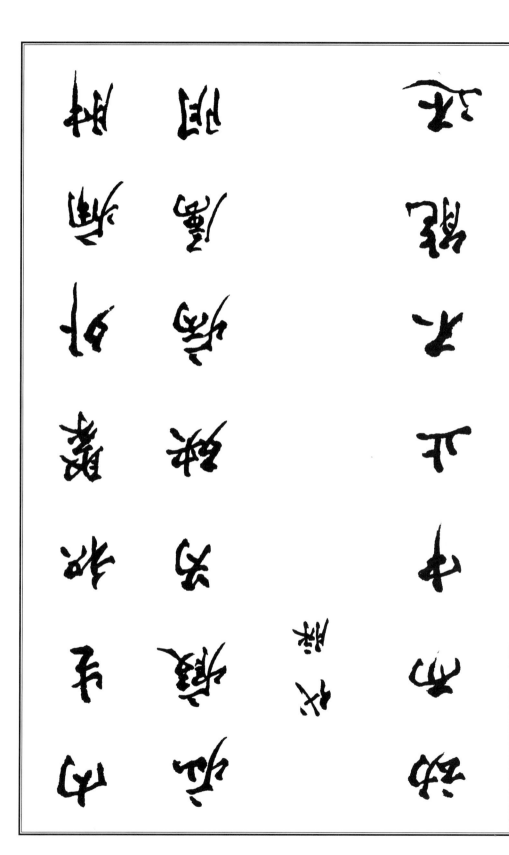

复动因而作代看
病者得之犹可疗
平人却与寿相关
代脉缘因脏气衰

腹疼泄痢下元亏
或为吐泻中宫病
女子怀胎三月兮
五十不止身无病

数内有止皆知定
四十一止一脏绝
四年之后多亡命
三十一止即三年

二十一止二年应
十动一止一年殂
更观气色兼形证
两动一止三四日

三四动止应六七
五六一止七八朝
次第推之自无失

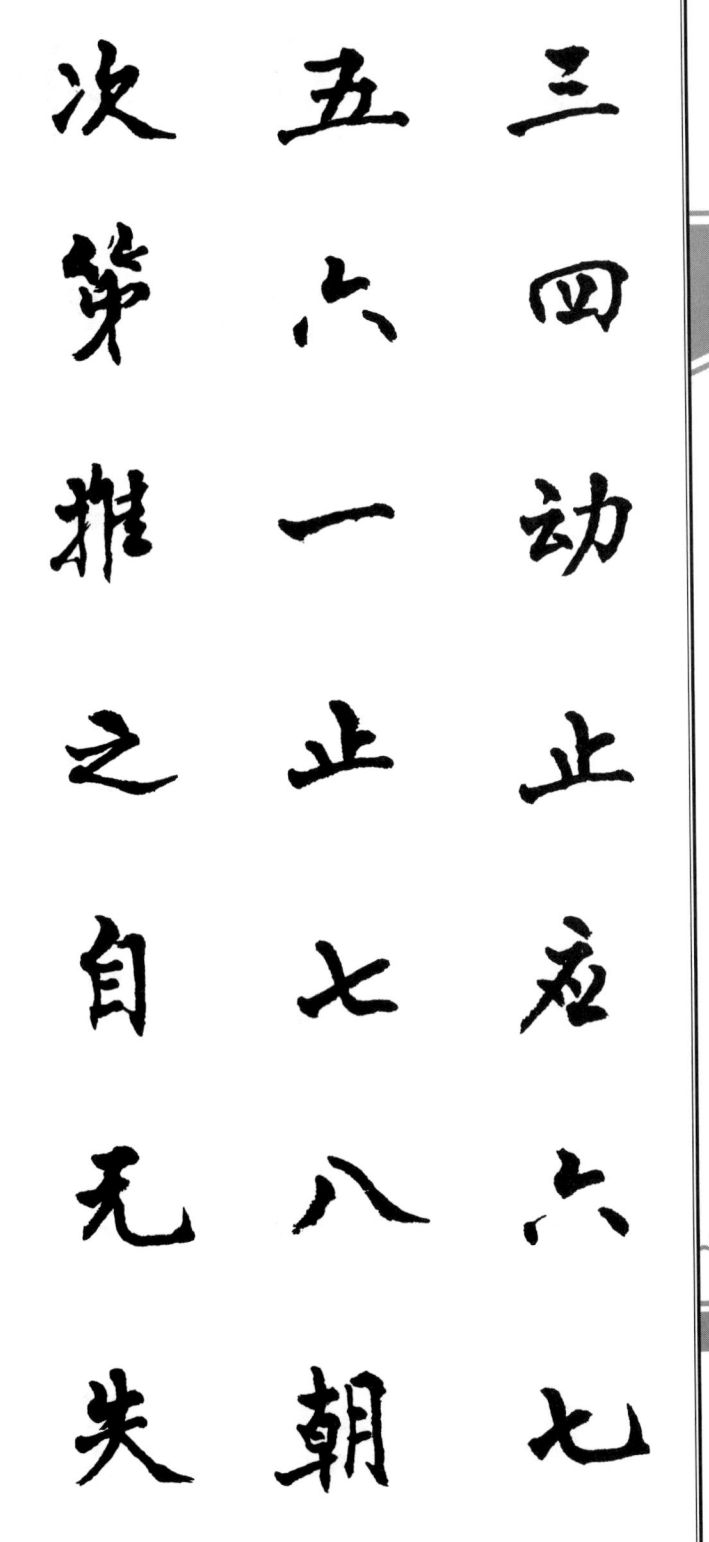

图书在版编目（CIP）数据

国医大师熊继柏手书中医入门必读小经典. 第三辑.《医学三字经》《濒湖脉学》 /（清）陈修园，（明）李时珍著. — 长沙 ：湖南科学技术出版社，2020.10（2021.5重印）

ISBN 978-7-5710-0782-9

Ⅰ. ①国… Ⅱ. ①陈… ②李… Ⅲ. ①中国医药学－古籍－汇编②《医学三字经》③《濒湖脉学》 Ⅳ. ①R2-52

中国版本图书馆CIP数据核字(2020)第185295号

GUOYI DASHI XIONGJIBAI SHOUSHU ZHONGYI RUMEN BIDU XIAO JINGDIAN
DI SAN JI 《YIXUE SANZIJING》《BINHU MAIXUE》

国医大师熊继柏手书中医入门必读小经典
第三辑 《医学三字经》《濒湖脉学》

著　　者：（清）陈修园 （明）李时珍
责任编辑：邹海心
出版发行：湖南科学技术出版社
社　　址：长沙市湘雅路276号
　　　　　http://www.hnstp.com
印　　刷：长沙超峰印刷有限公司
　　　　　（印装质量问题请直接与本厂联系）
厂　　址：宁乡市金州新区泉州北路100号
邮　　编：410600
版　　次：2020年10月第1版
印　　次：2021年5月第2次印刷
开　　本：710mm×1000mm 1/16
印　　张：12
字　　数：13千字
书　　号：ISBN 978-7-5710-0782-9
定　　价：38.00元